KB273035

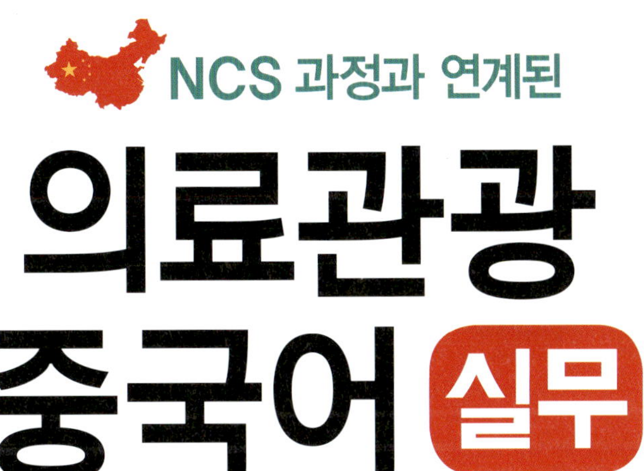

NCS 과정과 연계된

의료관광 중국어 실무

시사중국어사

NCS 과정과 연계된

의료관광중국어 실무

초판발행	2016년 9월 1일
1판 2쇄	2020년 5월 10일
저자	이종순, 이의선, 한강영
책임 편집	최미진, 가석빈, 高霞, 하다능
펴낸이	엄태상
디자인	진지화
일러스트	플러스툰
콘텐츠 제작	김선웅, 전진우
마케팅	이승욱, 전한나, 왕성석, 노원준
온라인 마케팅	김마선, 조인선
경영기획	마정인, 최성훈, 정다운, 김다미, 전태준, 오희연
물류	정종진, 윤덕현, 양희은, 신승진
펴낸곳	시사중국어사(시사북스)
주소	서울시 종로구 자하문로 300 시사빌딩
주문 및 교재 문의	1588-1582
팩스	0502-989-9592
홈페이지	http://www.sisabooks.com
이메일	book_chinese@sisadream.com
등록일자	1988년 2월 13일
등록번호	제1 - 657호

ISBN 979-11-5720-060-3 13720

문화체육관광부와 한국관광공사에서 발표한 2013 의료관광총람의 최근 의료시장 동향에 의하면, 인터넷 등 정보통신 매체의 발달로 각국 간 의료비용과 서비스품질 비교가 손쉽게 가능해짐에 따라 저렴한 비용, 빠른 의료서비스를 위하여 해외를 선택하는 경우가 증가하고 있다고 한다. 이런 시대의 흐름에 발맞춰, 우리나라에서도 의료관광을 선진의료서비스와 관광이 융복합(Convergence)된 고부가가치 산업이자 대한민국 관광 분야의 성장을 주도할 국가 신동력 사업으로 육성하고 있다.

보건복지부 통계를 보면 우리나라의 우수한 의료기술과 한류 확산, 지방자치단체의 의료관광객 유치 노력이 상호작용한 결과 2012년 15만 5,672명이었던 외국인 환자 수는, 2013년 39만 9,310명으로 두 배 가까이 늘어나 괄목할만한 성장을 이루었다. 또한 아시아의 의료관광 선진국인 태국(156만 명, 2010년), 싱가포르(72만 5천 명, 2010년), 말레이시아(67만 1천 명, 2012년)의 경우에 비추어볼 때 지속적인 성장가능성을 기대해볼 수 있다. 최근 한국을 방문한 외국인 환자들의 국적별 추이는 중국 24%, 미국 23%, 일본 14% 등이다. 특히 중국은 외국인환자 유치사업이 본격화 된 2009년 이후 미국을 제치고 환자 유치 1위 국가로 부상하였다. 이에 따라 취업현장에서 중국어 전공자들의 수요도 급부상하였고 의료코디네이터, 의료관광 전문컨설턴트 등 관련 인력의 수요도 높아지고 있다.

이러한 필요에 의해 최근 중국어 의료관광 관련 서적들이 점차 나오고 있는 것은 매우 고무적인 일이나 대체로 난이도가 상당하여 초보자들은 접근하기가 어려운 실정이다. 본 교재는 입문을 마친 중국어 학습자들도 배우기에 부담감이 적은, 보다 쉬우면서도 현장에서 자주 사용되는 실무 위주 교재의 필요성을 느껴 집필하게 되었다.

이 책의 구성은 총 12과로 중국인 의료관광객들이 한국을 입국하기 전 온라인 상담부터 시작하여 한국에 와서 주로 이용하는 성형, 미백 레이저 치료, 스파, 치과, 한방클리닉, 건강검진에서 관광 및 귀국까지의 과정을 본문 내용으로 삼았으며 집필하는 과정에서 최대한 현장 종사자들의 의견을 반영하도록 노력하였다. 교재에 실린 예문은 모두 의료와 관련된 예문을 사용하였고 더불어 이해에 도움이 되는 삽화와 사진을 넣었다. 특히 최근 많은 대학에서 적용하고 있는 NCS(국가 직무 표준능력)를 각 과별로 해당 능력단위 요소 및 수행준거에 의거한 중국어 관련 문장을 수록하여 타 교재와 차별화를 두었으며 중국인 의료관광객들의 응대에 도움이 되도록 심혈을 기울였다.

바라옵기는 이 책이 중국어 의료관련 종사자들에게 도움이 되어 국가 의료관련 기관에서 목표로 삼고 있는 '의료한류 4.0'의 핵심인 '감성마케팅'을 현장에서 적용하여 사용자 중심의 양질의 서비스를 제공하여 우리나라만의 경쟁력을 십분 발휘하는 데 일조할 수 있는 발판이 되기를 바란다. 아울러 이 책이 출간되기까지 세심한 교정과 여러 방면으로 힘써주신 시사중국어사와 중국어편집부 한 분 한 분께 깊은 감사를 드린다.

저자 이종순, 이의선, 한강영

차 례

• 수업계획표

수업차시	주제		학습 목표	
1주차			OT 및 의료 기본 응대 문장	
2주차	PART 1	入国前咨询 입국 전 상담 (온라인 상담)	주요 어법	조동사 要/想 │ 동사 打算 │ 조동사 能 │ 결과보어 好
			기본 의료 용어	공항– 체크인 카운터 · 보안검사실
			의료 상식	의료관광의 정의 및 현황
			NCS 능력 단위	예약 관리 1 – 온라인 예약 관리하기
3주차	PART 2	眼部整形 눈 성형 (성형외과1)	주요 어법	삽입어 从……来看 │ 부사 只 │ 부사 更 │ 부사 就
			기본 의료 용어	인체(얼굴)
			의료 상식	병원코디네이터와 의료관광통역코디네이터
			NCS 능력 단위	예약 관리 2 – 오프라인 예약 관리하기
4주차	PART 3	鼻部整形 코 성형 (성형외과2)	주요 어법	전치사 把 │ 부사 有点儿 │ 고정구 先 A 然后 B │ 고정구 根据 A 来 B
			기본 의료 용어	인체(몸)
			의료 상식	의료관광의 유형
			NCS 능력 단위	환자 응대 관리 1 – 진료 접수하기
5주차	PART 4	祛皱 주름 제거 (피부과1)	주요 어법	개사 对 │ 부사 还是 │ 고정구 跟……一样 │ 조동사 会
			기본 의료 용어	자태와 용모
			의료 상식	의료관광 프로세스
			NCS 능력 단위	환자 응대 관리 2 – 대기환자 관리하기
6주차	PART 5	美白激光治疗 미백 레이저 치료 (피부과2)	주요 어법	관용구 越……越…… │ 동사 听说 │ 부사 最好 │ 접속사 如
			기본 의료 용어	화장품
			의료 상식	중국의 의료관광 현황
			NCS 능력 단위	환자 응대 관리 3 – 환자 배웅하기
7주차	PART 6	水疗 스파(SPA) (스파)	주요 어법	의문대명사 哪些 │ 방위명사 ……之后 │ 의문대명사 怎么 │ 부사 一起
			기본 의료 용어	스파(SPA)
			의료 상식	한국의 스파(SPA)
			NCS 능력 단위	환자 서비스 관리 1 – 환자 정보 분류하기
8주차			중간고사	

수업차시	주제		학습 목표	
9주차	PART 7	牙齒美白和矯正 치아 미백과 교정 (치과1)	주요 어법	부사 倒是 ｜ 접속사 但(是) ｜ 접속사 既……又…… ｜ 지속태 着
			기본 의료 용어	치과
			의료 상식	메디텔(Meditel)
			NCS 능력 단위	환자 서비스 관리 2 – 환자 사후관리
10주차	PART 8	植牙手术 임플란트 (치과2)	주요 어법	동사 该 ｜ 접속사 因为……所以…… ｜ 접속사 ……而且…… ｜ 비교문 比
			기본 의료 용어	병원 용어
			의료 상식	임플란트(implant)란?
			NCS 능력 단위	진료서비스 지원관리 – 진료 전 설명하기
11주차	PART 9	韩方护理 한방 클리닉 (한방)	주요 어법	동사 有助于 ｜ 동사 使 ｜ 접속사 除了……以外 ｜ 접속사 总之
			기본 의료 용어	한의원
			의료 상식	한방의료관광
			NCS 능력 단위	환자 상담관리 1 – 진료 후 상담하기
12주차	PART 10	健康体检 건강검진 (내과1)	주요 어법	개사 到 ｜ 복합방향보어 ｜ 부사 并 ｜ 개사 按
			기본 의료 용어	병원 업무
			의료 상식	한국 의료관광의 특장점
			NCS 능력 단위	환자 상담관리 2 – 불만환자 상담하기
13주차	PART 11	PET-CT影像检查 PET–CT 영상 검사 (내과2)	주요 어법	방위명사 ……之前 ｜ 부사 还 ｜ 부사 渐渐 ｜ 고정구 一边……, 一边……
			기본 의료 용어	병원 시설
			의료 상식	의료사고 대비책
			NCS 능력 단위	수납관리 1 – 청구 수납하기
14주차	PART 12	观光与回国 관광과 귀국 (관광)	주요 어법	동사 只能 ｜ 접속사 或者 ｜ 동사 多亏 ｜ 부사 再
			기본 의료 용어	쇼핑 품목
			의료 상식	국제의료관광코디네이터 국가기술자격시험
			NCS 능력 단위	수납관리 2 – 영수증 발행하기
15주차	의료관광 NCS 능력 단위 과정 복습			
16주차	기말고사			

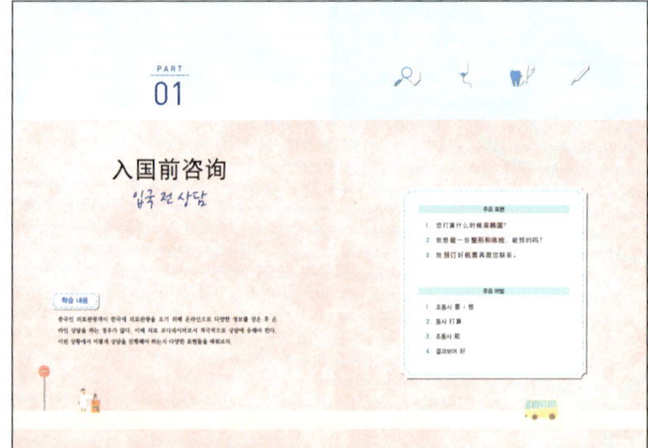

≫ 학습 내용

이 과에서 어떤 내용에 대해 배울지 미리
볼 수 있습니다.

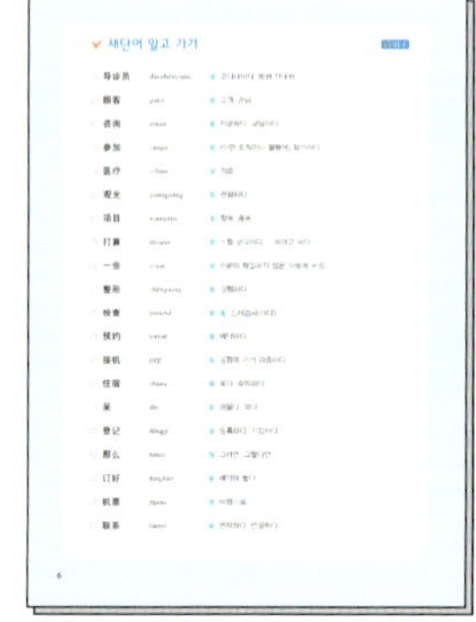

≫ 새단어 알고 가기

이 과에서 배울 새단어를
미리 배우고 갑니다.

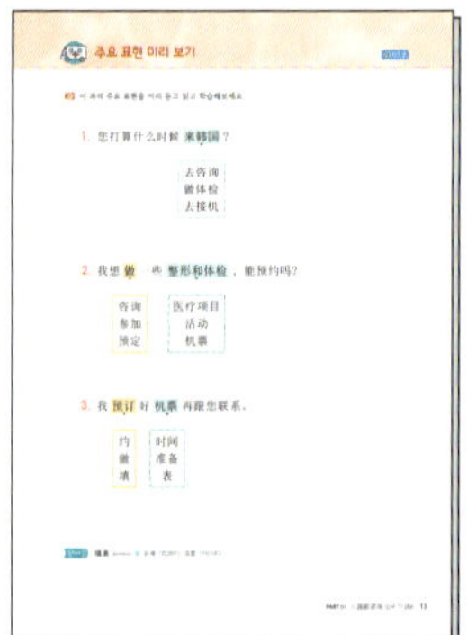

≫ 주요 표현 미리 보기

이번 과에서 집중해서 배울 표현에 대해 미리
학습합니다. 여러 번 소리 내어 읽어보세요.

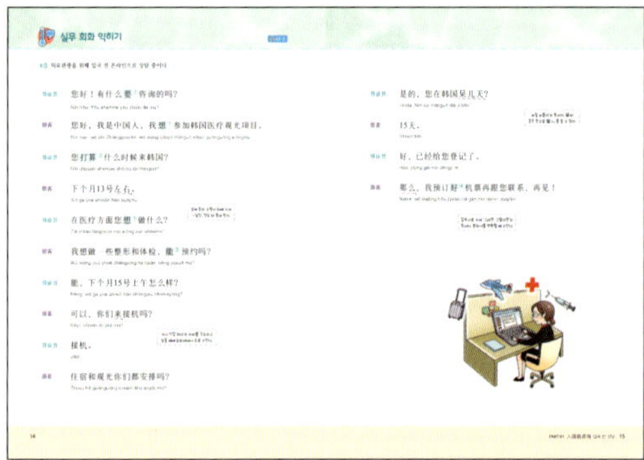

≫ 실무 회화 익히기

실제 의료현장에서 어떤 대화를 나누는지, 생생한
실무 회화가 제공됩니다. 동료와 짝을 이루어 대화
해보세요.

≫ 주요 어법 살펴보기

이 과에서 학습할 수 있는 주요 어법을 간단한 설명
과 예문으로 집어줍니다. 실무 회화의 내용을 복습
할 수 있습니다.

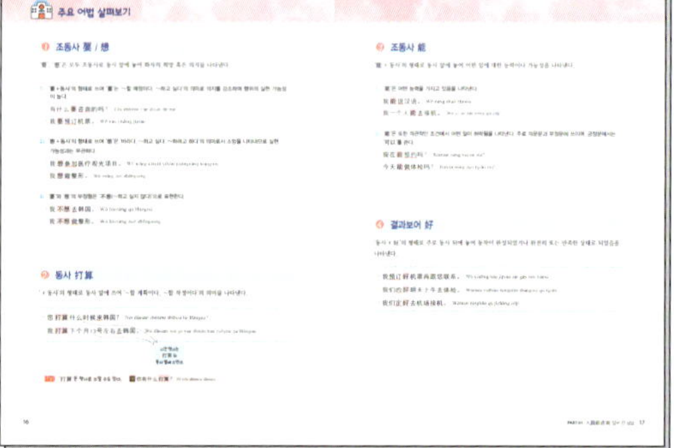

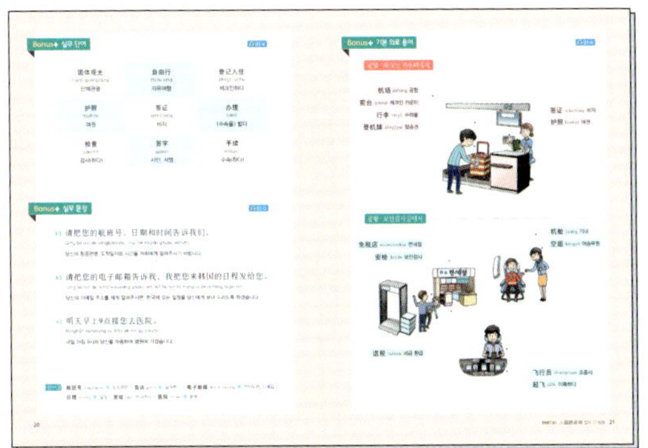

》 Bonus+ 실무 단어, 실무 문장, 기본 의료 용어

실무에 직접 쓸 수 있도록 심화학습이 가능한 페이지입니다. 기본 의료 용어로 기본기를, 실무 단어와 문장으로 전문성까지 한 번에 다지세요.

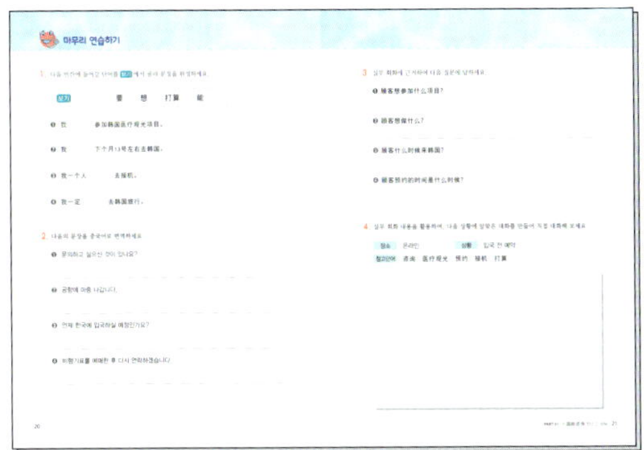

》 마무리 연습하기

본문을 바탕으로 한 연습문제로 복습하고 실력 점검을 할 수 있습니다.

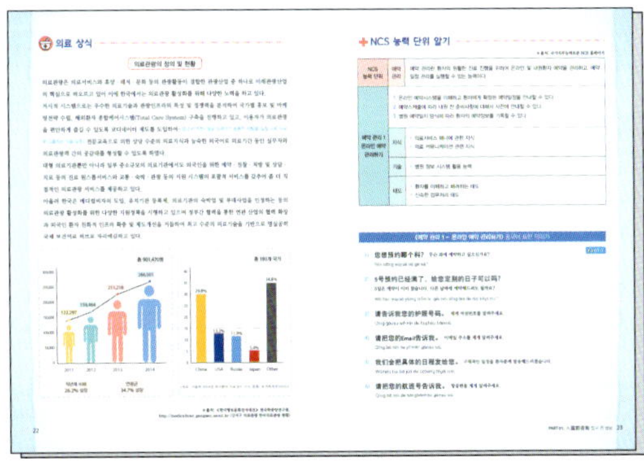

》 의료 상식

각 과의 주제에 맞는 의료 상식에 대해 소개합니다. 흥미 위주가 아닌, 꼭 알고 넘어가야 할 내용으로 꾸며 전문가에 한발 짝 다가갈 수 있습니다.

》 NCS 능력 단위 알기

국가직무능력표준인 NCS 의료관광 과정에 대해 소개하고, 각 상황에서 적절하게 사용할 수 있는 표현들을 제시했습니다.

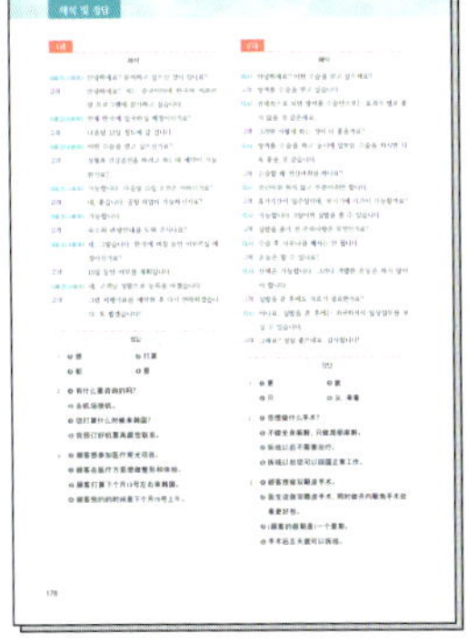

》 해석 및 정답

실무 회화의 해석과 연습문제 정답을 확인해보세요.

》 복습하기

각 과의 내용을 복습할 수 있도록 테스트지를 실었습니다. 단어와 실무 회화의 내용을 점검해보세요.

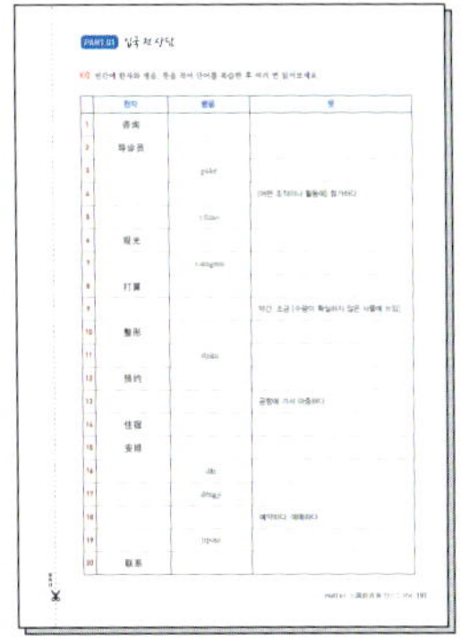

⫸ 의료 기본 응대 문장

🎧 00-1

» **欢迎来本院，请跟我来。**

Huānyíng lái běn yuàn, qǐng gēn wǒ lái.

우리 병원에 오신 것을 환영합니다. 저를 따라 오세요.

» **有什么可以帮您的吗？**

Yǒu shénme kěyǐ bāng nín de ma?

무슨 도와드릴 일이 있습니까? / 무엇을 도와드릴까요?

» **请问您预约了吗？**

Qǐngwèn nín yùyuē le ma?

실례지만, 예약하셨습니까?

» **请填一下表。**

Qǐng tián yíxià biǎo.

표를 작성해 주세요.

» **请您稍等。**

Qǐng nín shāoděng.

잠시만 기다려주세요.

» **本院有基本体检和精密体检，您想做哪一种？**

Běn yuàn yǒu jīběn tǐjiǎn hé jīngmì tǐjiǎn, nín xiǎng zuò nǎ yì zhǒng?

저희 병원은 기본 건강검진과 정밀 건강검진 항목이 있습니다. 어떤 항목을 받고 싶습니까?

» **请问有没有药物过敏？**

Qǐngwèn yǒu méiyǒu yàowù guòmǐn?

실례지만, 약물 알레르기가 있으신가요?

» **您是付现金还是刷卡？**

Nín shì fù xiànjīn háishi shuākǎ?

현금 혹은 카드 어느 것으로 지불하시겠습니까?

» **请到这边结账，您的费用一共是270万韩币。**

Qǐng dào zhèbiān jiézhàng, nín de fèiyòng yígòng shì èrbǎi qīshí wàn Hánbì.

비용은 모두 한화로 270만 원입니다. 이쪽에서 계산하세요.

» **回国后有什么问题随时跟我们联系。**

Huíguó hòu yǒu shénme wèntí suíshí gēn wǒmen liánxì.

귀국 후 무슨 문제가 있으면 언제든지 저희에게 연락 바랍니다.

단어 **本院** běn yuàn 우리 병원 | **预约** yùyuē 동 예약하다 | **填表** tiánbiǎo 표를 작성하다. 표에 기입하다 |

稍等 shāoděng 동 잠깐 기다리다 | **体检** tǐjiǎn 건강검진 | **精密** jīngmì 형 정밀하다 |

药物过敏 yàowù guòmǐn 약물 알레르기가 있다 | **付现金** fù xiànjīn 현금으로 지불하다 |

刷卡 shuākǎ 동 카드로 결제하다 | **结账** jiézhàng 동 계산하다. 결산하다 | **费用** fèiyòng 명 비용. 지출

入国前咨询

입국 전 상담

학습 내용

중국인 의료관광객이 한국에 의료관광을 오기 위해 사전에 온라인으로 다양한 정보를 얻은 후 미리 온라인 상담을 하는 경우가 많다. 이때 의료 코디네이터로서 적극적으로 상담에 응해야 한다. 이런 상황에서 어떻게 상담을 진행해야 하는지 다양한 표현들을 배워보자.

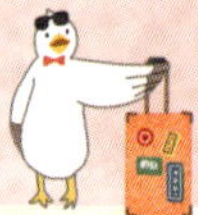

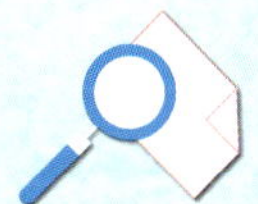 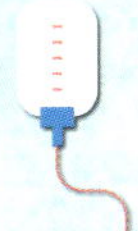 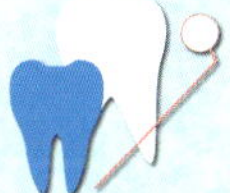 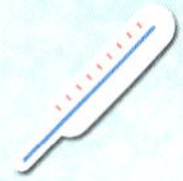

1. 您打算什么时候来韩国？

2. 我想做一些整形和体检，能预约吗？

3. 我预订好机票再跟您联系。

1. 조동사 要 / 想

2. 동사 打算

3. 조동사 能

4. 결과보어 好

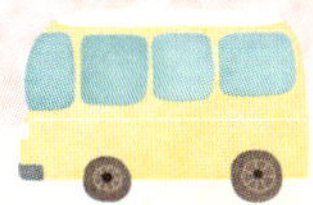

□ 咨询	zīxún	동 자문하다. 상담하다
□ 导诊员	dǎozhěnyuán	명 의료코디네이터. 병원 안내원
□ 顾客	gùkè	명 고객. 손님
□ 参加	cānjiā	동 (어떤 조직이나 활동에) 참가하다
□ 医疗	yīliáo	명 의료
□ 观光	guānguāng	동 관광하다
□ 项目	xiàngmù	명 항목. 종목
□ 打算	dǎsuan	동 ～할 생각이다. ～하려고 하다
□ 一些	yìxiē	양 약간. 조금 [수량이 확실하지 않은 사물에 쓰임]
□ 整形	zhěngxíng	동 성형하다
□ 体检	tǐjiǎn	명 동 신체검사(하다)
□ 预约	yùyuē	동 예약하다
□ 接机	jiējī	동 공항에 가서 마중하다
□ 住宿	zhùsù	동 묵다. 숙박하다
□ 安排	ānpái	동 (인원·시간 등을) 안배하다. 준비하다
□ 呆	dāi	동 머물다. 묵다
□ 登记	dēngjì	동 등록하다. 기입하다
□ 预订	yùdìng	동 예약하다. 예매하다
□ 机票	jīpiào	명 비행기표
□ 联系	liánxì	동 연락하다. 연결하다

▶▶ 이 과의 주요 표현을 미리 듣고 읽고 학습해보세요.

1. 您打算什么时候 来韩国 ？

去咨询
做体检
去接机

2. 我想 做 一些 整形和体检 ，能预约吗?

咨询
参加
观光

医疗项目
医疗观光
旅游景点

3. 我 预订 好 机票 再跟您联系。

约
做
填

时间
准备
表

단어 ▶▶ **旅游景点** lǚyóujǐngdiǎn 관광 명소 | **填表** tiánbiǎo 표에 기입하다. 표를 작성하다

▶▶ 의료관광을 위해 입국 전 온라인으로 상담 중이다.

导诊员 您好！有什么要①咨询的吗？
Nín hǎo! Yǒu shénme yào zīxún de ma?

顾客 您好，我是中国人，我想①参加韩国医疗观光项目。
Nín hǎo, wǒ shì Zhōngguórén, wǒ xiǎng cānjiā Hánguó yīliáo guānguāng xiàngmù.

导诊员 您打算②什么时候来韩国？
Nín dǎsuan shénme shíhou lái Hánguó?

顾客 下个月13号左右。
Xià ge yuè shísān hào zuǒyòu.

> '左右 zuǒyòu'는 날짜 등의
> 수량사 뒤에 쓰여
> '~남짓, 정도'의 뜻이 된다.

导诊员 在医疗方面您想①做什么？
Zài yīliáo fāngmiàn nín xiǎng zuò shénme?

顾客 我想做一些整形和体检，能③预约吗？
Wǒ xiǎng zuò yìxiē zhěngxíng hé tǐjiǎn, néng yùyuē ma?

导诊员 能，下个月15号上午怎么样？
Néng, xià ge yuè shíwǔ hào shàngwǔ zěnmeyàng?

顾客 可以，你们来接机吗？
Kěyǐ, nǐmen lái jiējī ma?

> '来 lái'는 '가서 직접 하다'의 의미를
> 강조하고 싶을 때에
> 회화체에서 주로 쓰인다.

导诊员 接机。
Jiējī.

顾客 住宿和观光你们都安排吗？
Zhùsù hé guānguāng nǐmen dōu ānpái ma?

导诊员　是的，您在韩国呆几天？
Shìde, Nín zài Hánguó dāi jǐ tiān?

顾客　15天。
Shíwǔ tiān.

导诊员　好，已经给您登记了。
Hǎo, yǐjīng gěi nín dēngjì le.

顾客　那么，我预订好④机票再跟您联系，再见！
Nàme, wǒ yùdìng hǎo jīpiào zài gēn nín liánxì, zàijiàn!

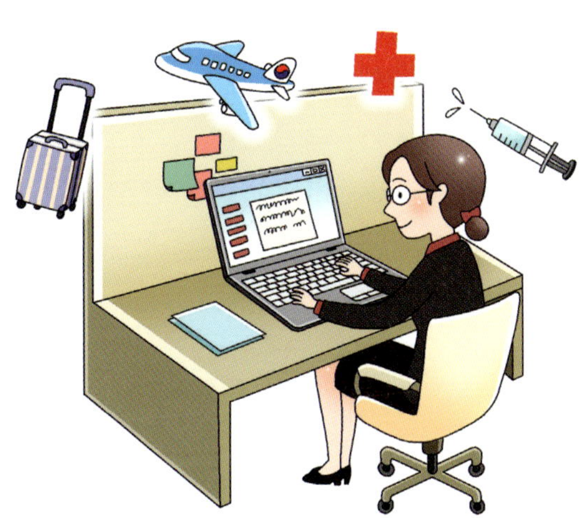

❶ 조동사 要 / 想

'要', '想'은 모두 조동사로 동사 앞에 놓여 화자의 희망 혹은 의지를 나타낸다.

1) '要 + 동사'의 형태로 쓰여 '要'는 '~할 예정이다, ~하려고 하다'의 의미로 의지를 강조하며 행위의 실현 가능성이 높다.

· 有什么**要**咨询的吗？　Yǒu shénme yào zīxún de ma?

· 我**要**预订机票。　Wǒ yào yùdìng jīpiào.

2) '想 + 동사'의 형태로 쓰여 '想'은 '바라다, ~하고 싶다'의 의미로서 소망을 나타내므로 실현 가능성과는 무관하다.

· 我**想**参加医疗观光项目。　Wǒ xiǎng cānjiā yīliáo guānguāng xiàngmù.

· 我**想**做整形。　Wǒ xiǎng zuò zhěngxíng.

3) '要'와 '想'의 부정형은 '不想(~하고 싶지 않다)'으로 표현한다.

· 我**不想**去韩国。　Wǒ bù xiǎng qù Hánguó.

· 我**不想**做整形。　Wǒ bù xiǎng zuò zhěngxíng.

❷ 동사 打算

'打算 + 동사'의 형태로 동사 앞에 쓰여 '~할 계획이다, ~할 작정이다'의 의미를 나타낸다.

· 您**打算**什么时候来韩国？　Nín dǎsuan shénme shíhou lái Hánguó?

· 我**打算**下个月13号左右去韩国。　Wǒ dǎsuan xià ge yuè shísān hào zuǒyòu qù Hánguó.

시간 명사는 打算 뒤 동사 앞에 쓰인다.

Tip '打算'은 명사로도 쓰일 수 있다.　**예** 你有什么**打算**？　Nǐ yǒu shénme dǎsuan?

❸ 조동사 能

'能 + 동사'의 형태로 동사 앞에 놓여 어떤 일에 대한 능력이나 가능성을 나타낸다.

---

1) '能'은 어떤 능력을 가지고 있음을 나타낸다.

- 我 能 说汉语。　Wǒ néng shuō Hànyǔ.
- 我一个人 能 去接机。　Wǒ yí ge rén néng qù jiējī.

---

2) '能'은 또한 객관적인 조건에서 어떤 일이 허락됨을 나타낸다. 주로 의문문과 부정문에 쓰이며, 긍정문에서는 '可以'를 쓴다.

- 现在 能 预约吗?　Xiànzài néng yùyuē ma?
- 今天 能 做体检吗?　Jīntiān néng zuò tǐjiǎn ma?

---

❹ 결과보어 好

'동사 + 好'의 형태로 주로 동사 뒤에 놓여 동작이 완성되었거나 완전히 또는 만족한 상태로 되었음을 나타낸다.

- 我预订 好 机票再跟您联系。　Wǒ yùdìng hǎo jīpiào zài gēn nín liánxì.
- 我们约 好 明天上午去体检。　Wǒmen yuēhǎo míngtiān shàngwǔ qù tǐjiǎn.
- 我们定 好 去机场接机。　Wǒmen dìnghǎo qù jīchǎng jiējī.

团体观光 tuántǐ guānguāng 단체관광	自由行 zìyóu xíng 자유여행	登记入住 dēngjì rùzhù 체크인하다
护照 hùzhào 여권	签证 qiānzhèng 비자	办理 bànlǐ (수속을) 밟다
检查 jiǎnchá 검사(하다)	签字 qiānzì 사인, 서명	手续 shǒuxù 수속(하다)

➠ **请把您的航班号、日期和时间告诉我们。**

Qǐng bǎ nín de hángbānhào、rìqī hé shíjiān gàosu wǒmen.

당신의 항공편명, 도착일자와 시간을 저희에게 알려주시기 바랍니다.

➠ **请把您的电子邮箱告诉我，我把您来韩国的日程发给您。**

Qǐng bǎ nín de diànzǐyóuxiāng gàosu wǒ, wǒ bǎ nín lái Hánguó de rìchéng fāgěi nín.

당신의 이메일 주소를 제게 알려주시면, 한국에 오는 일정을 당신에게 보내 드리도록 하겠습니다.

➠ **明天早上9点接您去医院。**

Míngtiān zǎoshang jiǔ diǎn jiē nín qù yīyuàn.

내일 아침 9시에 당신을 마중하여 병원에 가겠습니다.

단어 ➠ 航班号 hángbānhào 명 항공편명 | 告诉 gàosu 동 알려주다 | 电子邮箱 diànzǐyóuxiāng 명 전자우편, 이메일 |

日程 rìchéng 명 일정 | 发给 fāgěi 보내주다 | 医院 yīyuàn 명 병원

공항-체크인 카운터에서

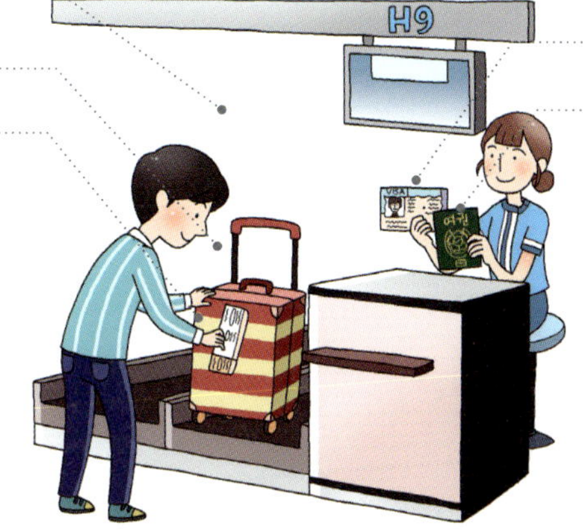

공항-보안검사실에서

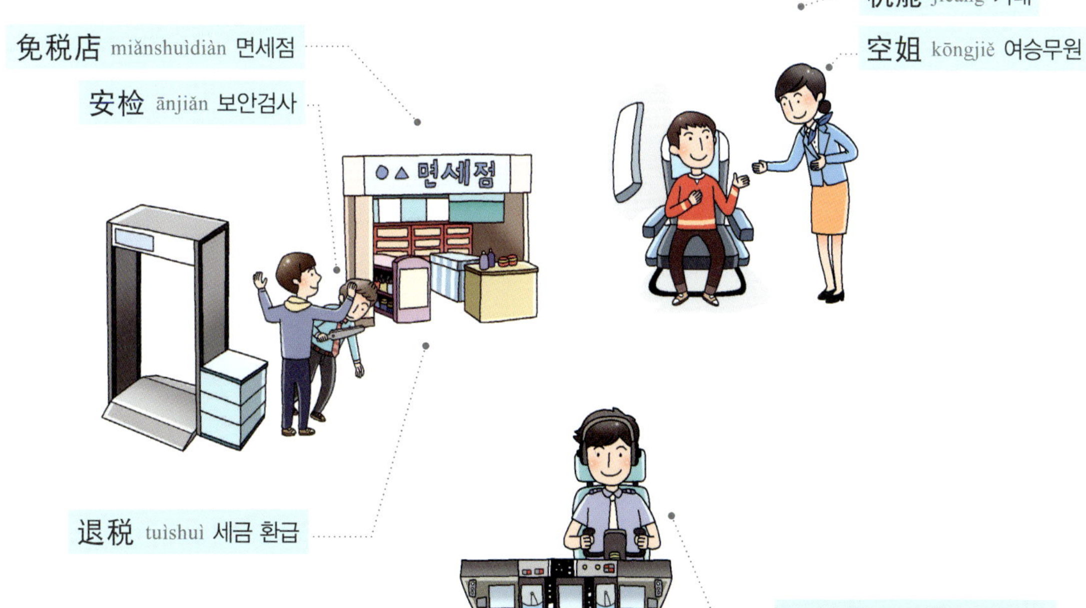

1. 다음 빈칸에 들어갈 단어를 [보기]에서 골라 문장을 완성하세요.

보기	要　想　打算　能

❶ 我 ______ 参加韩国医疗观光项目。

❷ 我 ______ 下个月13号左右去韩国。

❸ 我一个人 ______ 去接机。

❹ 我一定 ______ 去韩国旅行。

2. 다음의 문장을 중국어로 번역하세요.

❶ 문의하고 싶으신 것이 있나요?

____

❷ 공항에 마중 나갑니다.

____

❸ 언제 한국에 입국하실 예정인가요?

____

❹ 비행기표를 예약한 후 다시 연락하겠습니다.

____

3. 실무 회화에 근거하여 다음 질문에 답하세요.

❶ 顾客想参加什么项目？

____

❷ 在医疗方面顾客想做什么？

____

❸ 顾客打算什么时候来韩国？

____

❹ 顾客预约的时间是什么时候？

____

4. 실무 회화 내용을 활용하여, 다음 상황에 알맞은 대화를 만들어 직접 대화해 보세요.

| 장소 | 온라인 | 상황 | 입국 전 예약 |

참고단어　咨询 / 医疗观光 / 预约 / 接机 / 打算

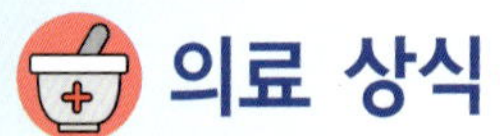

의료관광의 정의 및 현황

의료관광은 의료서비스와 휴양 · 레저 · 문화 등의 관광활동이 결합한 관광산업 중 하나로 미래관광산업의 핵심으로 떠오르고 있어 이에 한국에서는 의료관광 활성화를 위해 다양한 노력을 하고 있다.

거시적 시스템으로는 우수한 의료기술과 관광인프라의 특성 및 경쟁력을 분석하여 국가별 홍보 및 마케팅전략 수립, 해외환자 종합케어시스템(Total Care System) 구축을 진행하고 있고, 이용자가 의료관광을 편안하게 즐길 수 있도록 의료관광통역코디네이터 제도를 도입하여(*의료관광통역코디네이터는 해당 외국어가 능통한 사람을 일정 교육 이수 후 고용하는 것을 말함) 전문교육으로 인한 상당 수준의 의료지식과 능숙한 외국어로 의료기간 동안 실무자와 의료관광객 간의 공감대를 형성할 수 있도록 하였다.

대형 의료기관뿐만 아니라 일부 중소규모의 의료기관에서도 외국인을 위한 예약 · 진찰 · 처방 및 상담 · 치료 등의 진료 원스톱서비스와 교통 · 숙박 · 관광 등의 지원 시스템의 포괄적 서비스를 갖추어 좀 더 직접적인 의료관광 서비스를 제공하고 있다.

아울러 한국은 메디컬비자의 도입, 유치기관 등록제, 의료기관의 숙박업 및 부대사업을 인정하는 등의 의료관광 활성화를 위한 다양한 지원정책을 시행하고 있으며 정부간 협력을 통한 연관 산업의 협력 확장과 외국인 환자 친화적 인프라 확충 및 제도개선을 거듭하여 최고 수준의 의료기술을 기반으로 명실공히 국제 보건의료 허브로 자리매김하고 있다.

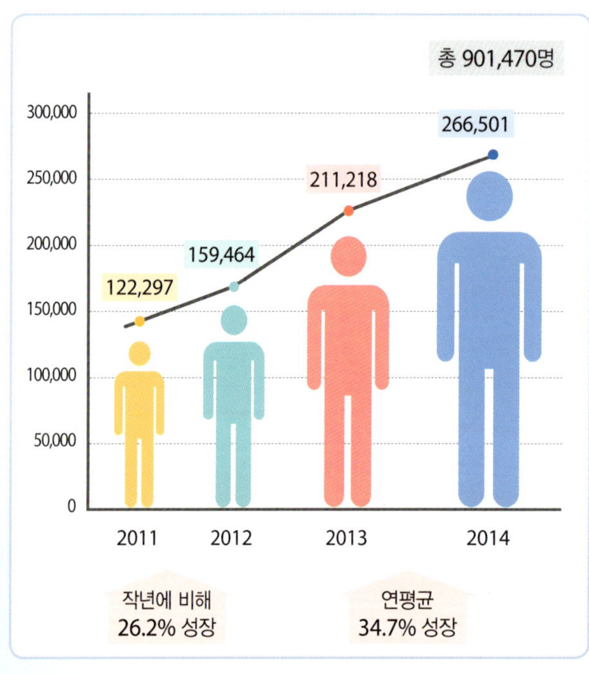

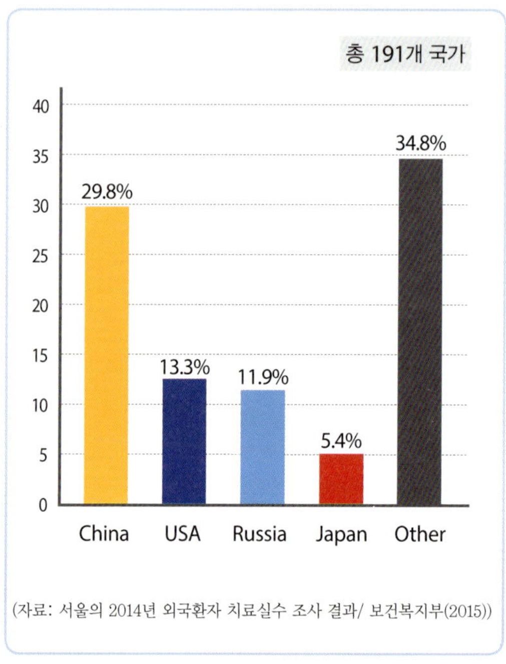

(자료: 서울의 2014년 외국환자 치료실수 조사 결과/ 보건복지부(2015))

※ 출처: 《한국향토문화전자대전》 한국학중앙연구원, 강서구 의료관광 한국의료관광 현황

✚ NCS 능력 단위 알기

※ 출처: 국가직무능력표준 NCS 홈페이지

NCS 능력 단위	예약 관리	예약 관리란 환자의 원활한 진료 진행을 위하여 온라인 및 내원환자 예약을 관리하고, 예약 일정 관리를 실행할 수 있는 능력이다.	
예약 관리 1 온라인 예약 관리하기		1. 온라인 예약시스템을 이해하고 환자에게 확정된 예약일정을 안내할 수 있다. 2. 예약스케줄에 따라 내원 전 준비사항에 대해서 사전에 안내할 수 있다. 3. 병원 예약일지 양식에 따라 환자의 예약정보를 기록할 수 있다.	
	지식	• 의료서비스 매너에 관한 지식 • 의료 커뮤니케이션 관련 지식	
	기술	• 병원 정보 시스템 활용 능력	
	태도	• 환자를 이해하고 배려하는 태도 • 신속한 업무처리 태도	

〈예약 관리 1 – 온라인 예약 관리하기〉 중국어 표현 익히기

🎧 01-7

1) **您想预约哪个科？** 무슨 과에 예약하고 싶으신가요?

Nín xiǎng yùyuē nǎ ge kē?

2) **请问您想咨询什么？** 실례지만, 어떤 것에 대해 알아보고 싶으신가요?

Qǐngwèn nín xiǎng zīxún shénme?

3) **请告诉我您的护照号。** 제게 여권번호를 알려주세요.

Qǐng gàosu wǒ nín de hùzhào hào.

4) **我们会把具体的日程发给您。** 구체적인 일정을 환자분께 발송해드리겠습니다.

Wǒmen huì bǎ jùtǐ de rìchéng fāgěi nín.

5) **您需要准备的材料，我们会发给您。** 준비 자료가 필요하시면 저희가 보내드릴 수 있습니다.

Nín xūyào zhǔnbèi de cáiliào, wǒmen huì fāgěi nín.

6) **5号预约已经满了，给您订别的日子可以吗？**

5일은 예약이 이미 찼습니다. 다른 날짜에 예약해드려도 될까요?

Wǔ hào yùyuē yǐjīng mǎn le, gěi nín dìng bié de rìzi kěyǐ ma?

眼部整形

눈 성형

학습 내용

중국인 의료관광객이 한국에 와서 가장 많이 하는 의료행위가 바로 눈 성형이라고 한다. 눈 성형은 대부분 미용을 목적으로 하는 것이기에 그들의 관심사는 어떻게 하면 예쁘게 될까 하는 것일 것이다. 이때 중국인 의료관광객과 어떻게 상담을 진행해야 하는지 다양한 표현들을 배워보자.

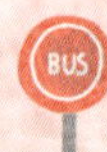
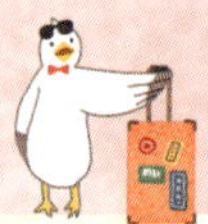

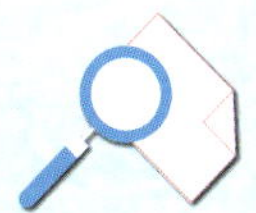 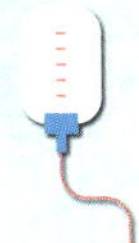 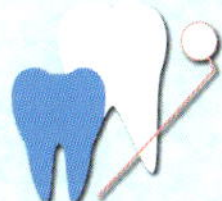 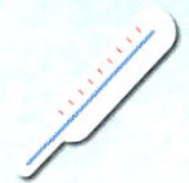

1. 您看时间够吗?

2. 拆线以后还需要治疗吗?

3. 那太好了。

1. 삽입어 从……来看

2. 부사 只

3. 부사 更

4. 부사 就

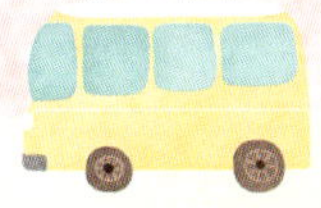

☐ 做手术	zuò shǒushù	수술을 하다. 시술을 하다
☐ 双眼皮	shuāngyǎnpí	명 쌍꺼풀
☐ 整体	zhěngtǐ	명 전부. 전체
☐ ……来看	láikàn	~에서 보면. ~에 있어서
☐ 效果	xiàoguǒ	명 효과
☐ 同时	tóngshí	부 동시에
☐ 开内眼角	kāi nèiyǎnjiǎo	앞트임 (수술을) 하다 (↔ 开外眼角 kāi wàiyǎnjiǎo 뒷트임하다)
☐ 需要	xūyào	동 필요하다. 요구되다
☐ 全身麻醉	quánshēn mázuì	명 전신 마취
☐ 局部麻醉	júbù mázuì	명 부분 마취. 국부 마취
☐ 假期	jiàqī	명 휴가 기간. 방학 기간
☐ 够	gòu	동 (필요한 수량·기준 등을) 만족시키다. 충분하다
☐ 拆线	chāixiàn	동 (상처가 아문 뒤에) 실밥을 풀다
☐ 以前	yǐqián	명 이전. 예전
☐ 洗桑拿浴	xǐ sāngnáyù	사우나를 하다
☐ 散步	sànbù	동 산보하다
☐ 激烈	jīliè	형 격렬하다. 치열하다
☐ 治疗	zhìliáo	동 치료하다
☐ 回国	huíguó	동 귀국하다
☐ 正常	zhèngcháng	형 정상적인

>> 이 과의 주요 표현을 미리 듣고 읽고 학습해보세요.

1. 您看 时间够吗 ?

> 怎么样
> 可以做手术吗
> 五天可以恢复吗

2. 拆线 以后 还需要治疗吗 ?

> 打针
> 一个星期
> 做完检查

> 再吃药吗
> 可以出院吗
> 还需要住院吗

3. 那 太 好 了。

> 病
> 双眼皮
> 体检项目

> 严重
> 宽
> 多

단어 恢复 huīfù 동 회복하다 | 打针 dǎzhēn 동 주사를 놓다. 주사를 맞다 | 出院 chūyuàn 동 퇴원하다 |
住院 zhùyuàn 동 입원하다 | 严重 yánzhòng 형 위급하다. 심각하다 | 宽 kuān 형 (폭·면적 등이) 넓다

▶▶ 쌍꺼풀 수술을 받기 위해 의사와 상담 중이다.

医生 您好！您想做什么手术？
Nín hǎo! Nín xiǎng zuò shénme shǒushù?

顾客 我想做双眼皮手术。
Wǒ xiǎng zuò shuāngyǎnpí shǒushù.

医生 从整体来看①，只②做双眼皮手术效果不会太好。
Cóng zhěngtǐ láikàn, zhǐ zuò shuāngyǎnpí shǒushù xiàoguǒ bú huì tài hǎo.

顾客 那么怎么做更③好呢？
Nàme zěnme zuò gèng hǎo ne?

> '会 huì'는 동사 앞에 쓰여 가능성이 있음을 나타내는 조동사이다.
> 부정일 때에는 '~할 가능성이 없다'의 뜻이다.

医生 做双眼皮手术，同时做开内眼角手术效果更③好些。
Zuò shuāngyǎnpí shǒushù, tóngshí zuò kāi nèiyǎnjiǎo shǒushù xiàoguǒ gèng hǎo xiē.

顾客 手术需要全身麻醉吗？
Shǒushù xūyào quánshēn mázuì ma?

> '些 xiē'는 양사로 '조금, 약간, 얼마쯤'의 뜻인데, 형용사나 일부 동사 뒤에 쓰여 미량, 소량을 나타낸다.
> '一点儿 yìdiǎnr'과 같은 뜻이다.

医生 不做全身麻醉，只②做局部麻醉。
Bú zuò quánshēn mázuì, zhǐ zuò júbù mázuì.

顾客 我的假期是一个星期，您看时间够吗？
Wǒ de jiàqī shì yí ge xīngqī, nín kàn shíjiān gòu ma?

医生 可以。五天就④可以拆线。
Kěyǐ. Wǔ tiān jiù kěyǐ chāixiàn.

顾客 拆线以前，有没有什么要注意的？
Chāixiàn yǐqián, yǒu méiyǒu shénme yào zhùyì de?

医生   手术以后不要洗桑拿浴。

Shǒushù yǐhòu búyào xǐ sāngnáyù.

顾客   可以运动吗？

Kěyǐ yùndòng ma?

医生   散步可以，但不要做激烈的运动。

Sànbù kěyǐ, dàn búyào zuò jīliè de yùndòng.

顾客   拆线以后还需要治疗吗？

Chāixiàn yǐhòu hái xūyào zhìliáo ma?

医生   不需要，拆线以后您可以回国正常工作。

Bù xūyào, chāixiàn yǐhòu nín kěyǐ huíguó zhèngcháng gōngzuò.

顾客   是吗？那太好了。谢谢！

Shì ma? Nà tài hǎo le. Xièxie!

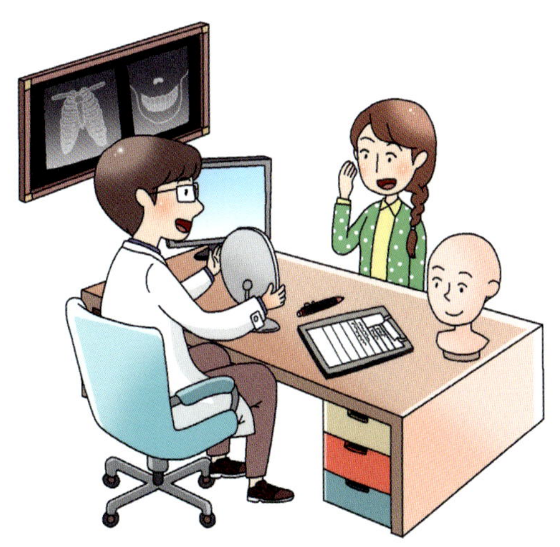

❶ 삽입어 从……来看

'从……来看'은 삽입어로 쓰여 어떤 판단의 근거를 나타내는데, 우리말의 '~으로 볼 때'에 해당한다.
여기에서 '从'은 개사로 뒤에 명사를 동반한다.

- 从 整体 来看，只做双眼皮手术效果不会太好。
  Cóng zhěngtǐ láikàn, zhǐ zuò shuāngyǎnpí shǒushù xiàoguǒ bú huì tài hǎo.

- 从 实力 来看，这家医院更好。
  Cóng shílì láikàn, zhè jiā yīyuàn gèng hǎo.

- 从 长期 来看，你还是手术好。
  Cóng chángqī láikàn, nǐ háishi shǒushù hǎo.

❷ 부사 只

'只'는 부사로 술어 앞에 놓여 제한의 의미를 나타내는데, 우리말의 '단지, 다만, 오직, 겨우'의 뜻에 해당한다.

- 只 做双眼皮手术效果不会太好。
  Zhǐ zuò shuāngyǎnpí shǒushù xiàoguǒ bú huì tài hǎo.

- 那个病房 只 剩他一个人了。
  Nà ge bìngfáng zhǐ shèng tā yí ge rén le.

- 大夫今天 只 去了一次门诊。
  Dàifu jīntiān zhǐ qù le yí cì ménzhěn.

단어 》》 **实力** shílì 명 실력 | **长期** chángqī 명 장기. 장기간 | **病房** bìngfáng 명 병실 | **剩** shèng 동 남다. 남기다 |
门诊 ménzhěn 명 외래 진찰

❸ 부사 更

부사 '更'은 우리말의 '더욱 더, 훨씬, 한층 더, 더군다나, 보다 더'에 해당한다.

· 同时做开内眼角手术效果 更 好些。
  Tóngshí zuò kāi nèiyǎnjiǎo shǒushù xiàoguǒ gèng hǎo xiē.

· 前者比后者 更 重要。
  Qiánzhe bǐ hòuzhe gèng zhòngyào.

· 她不化妆 更 漂亮。
  Tā bú huàzhuāng gèng piàoliang.

❹ 부사 就

부사 '就'는 술어 앞에 위치하여 사건의 발생이 이르거나 진행이 순조로움 또는 어떤 조건 하에 결과가 나타남을 의미한다. 우리말의 '곧, 바로, 즉시'에 해당한다.

· 五天 就 可以拆线。
  Wǔ tiān jiù kěyǐ chāixiàn.

· 我们明天 就 给您做手术。
  Wǒmen míngtiān jiù gěi nín zuò shǒushù.

· 你现在 就 可以化妆了。
  Nǐ xiànzài jiù kěyǐ huàzhuāng le.

단어 >>> 前者 qiánzhe 명 전자, 앞부분 | 后者 hòuzhe 명 후자, 뒷부분 | 化妆 huàzhuāng 동 화장하다

眼角
yǎnjiǎo
눈주위

皱纹
zhòuwén
주름

松驰
sōngchí
늘어지다

内双
nèishuāng
속쌍꺼풀

外双
wàishuāng
겉쌍꺼풀

缝合
fénghé
봉합하다

开刀
kāidāo
수술하다

埋线法
máixiànfǎ
매몰법

切开法
qiēkāifǎ
절개법

* 수술용봉합사를 이용해 눈꺼풀에 매몰시켜
쌍꺼풀을 만드는 수술법

* 눈꺼풀을 절개하여 쌍꺼풀을 만드는 수술법

Bonus+ 실무 문장　　　　🎧 02-5

▶▶ 请您签一下手术同意书。

Qǐng nín qiān yíxià shǒushù tóngyìshū.

수술 동의서에 서명해 주시기 바랍니다.

▶▶ 请您轻轻地闭上眼睛，再慢慢地睁开。

Qǐng nín qīngqingde bìshang yǎnjing, zài mànmande zhēngkāi.

가볍게 눈을 감고 다시 천천히 눈을 뜨세요.

▶▶ 7天后拆线，拆线前切口处不能碰水。

Qī tiān hòu chāixiàn, chāixiàn qián qiēkǒuchù bù néng pèng shuǐ.

일주일 후 실밥을 푸는데, 실밥을 풀기 전에는 수술한 자리에 물이 닿아서는 안 됩니다.

단어 ▶▶ 签 qiān 동 서명하다 ㅣ 一下 yíxià 양 좀 ～하다 ㅣ 同意书 tóngyìshū 명 동의서 ㅣ

闭上 bìshang (입을) 다물다. (눈을) 감다 ㅣ 睁开 zhēngkāi 동 (눈을) 뜨다 ㅣ 切口处 qiēkǒuchù 명 수술 자리 ㅣ

碰水 pèng shuǐ 물을 만지다. 물에 닿다

인체(얼굴)

头 tóu 머리
头发 tóufa 머리카락
额头 étou 이마
眉毛 méimao 눈썹
眼睛 yǎnjing 눈
双眼皮 shuāngyǎnpí 쌍꺼풀
单眼皮 dānyǎnpí 외꺼풀
鼻子 bízi 코
鼻孔 bíkǒng 콧구멍
耳朵 ěrduo 귀
眉头 méitóu 미간
人中 rénzhōng 인중
嘴巴 zuǐba 입
笑涡 xiàowō 보조개
牙齿 yáchǐ 치아
下巴 xiàba 턱
嘴唇 zuǐchún 입술
脖子 bózi 목

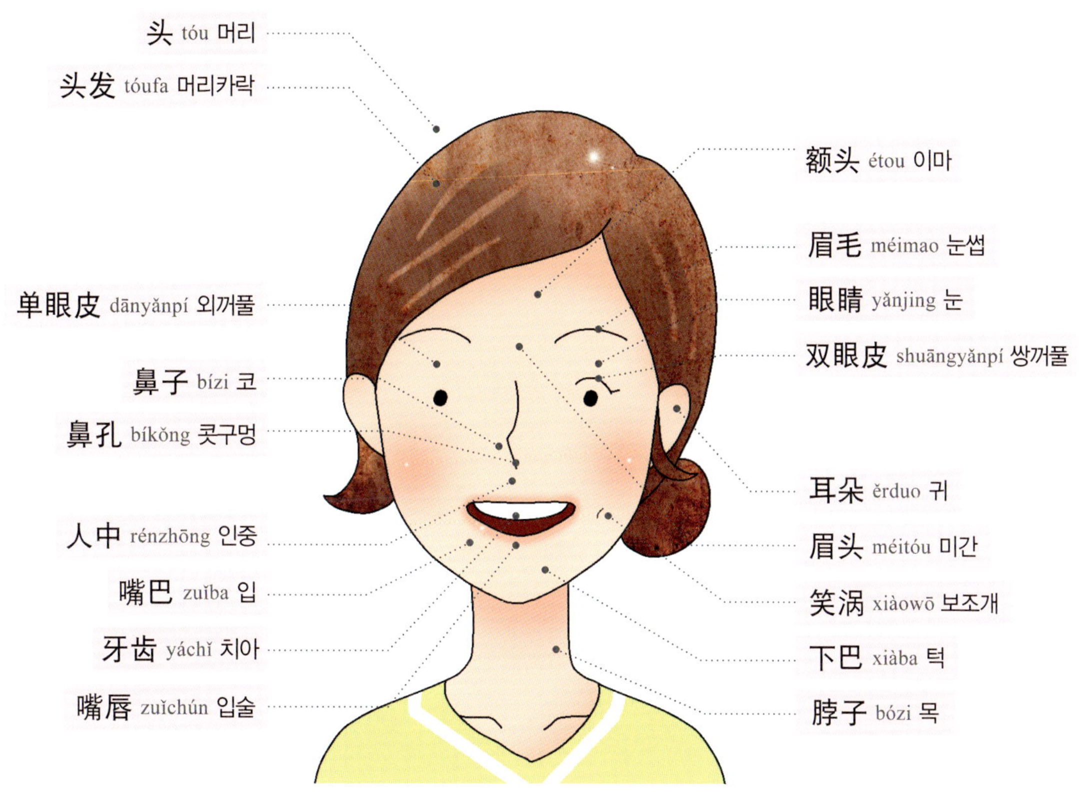

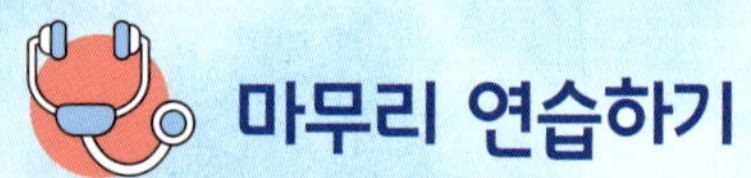

1. 다음 빈칸에 들어갈 단어를 보기 에서 골라 문장을 완성하세요.

> 보기 　　　从……来看　　只　　更　　就

❶ 做双眼皮手术，同时做开内眼角手术效果　　　　好些。

❷ 手术后五天　　　　可以拆线。

❸ 不做全身麻醉，　　　　做局部麻醉。

❹ 　　　　整体　　　　，只做双眼皮手术效果不会太好。

2. 다음의 문장을 중국어로 번역하세요.

❶ 어떤 수술을 받고 싶으세요?

____

❷ 전신마취 하지 않고 부분마취만 합니다.

____

❸ 실밥을 푼 후에는 치료를 받지 않아도 됩니다.

____

❹ 실밥을 푼 후에는 귀국하셔서 정상적인 업무가 가능합니다.

____

3. 실무 회화에 근거하여 다음 질문에 답하세요.

❶ 顾客想做什么手术?

____

❷ 医生说怎么做手术效果更好?

____

❸ 顾客的假期是几天?

____

❹ 手术后几天可以拆线?

____

4. 실무 회화 내용을 활용하여, 다음 상황에 알맞은 대화를 만들어 직접 대화해 보세요.

| 장소 | 성형외과 | 상황 | 눈 성형 상담 |

참고단어 手术 / 双眼皮 / 开内眼角 / 麻醉 / 拆线

병원코디네이터와 의료관광통역코디네이터

병원코디네이터는 병원리셉셔니스트(hospital receptionist)라고도 불리는데, 주로 일반병원·치과병원·성형외과·안과·한의원 등에 소속되어 일하는 직종을 말한다. 병원과 고객간 그리고 병원 직원간의 다리 역할을 하여 병원 고객 상담에서부터 불만고객 관리, 예약 접수, 고객 대기실 관리 및 고객의 동선관리 등 병원의 종합적인 환경개선에 관련된 업무를 하며, 그 외에 병원 직원의 고충 처리, 경쟁병원의 서비스 경쟁력 분석, 병원 홍보 등을 주 업무로 하고 있는 직종을 말한다.

이에 반해 **의료관광통역코디네이터**는 쉽게 말해 외국인 환자 통역이라고 할 수 있다. 코디네이터란 말이 들어가서 병원코디네이터와 비슷해 보이지만 조금 다른 영역이다. 주로 외국인 환자에 대한 서비스 관리를 맡게 되며, 병원에 소속되어 일하는 경우와 프리랜서로 일하는 경우로 나뉘어진다. 주 업무는 의사·간호사와 외국인 환자간의 의사소통을 도와주는 역할을 한다. 뿐만 아니라 외국인 환자가 우리나라를 방문했을 때, 공항에서 영접하여 호텔로 모시어 숙박 check in을 확인해주고 병원으로 이동하여 입원 수속을 도와주기도 하며, 간단한 시술인 경우는 시술 이후의 여가·관광을 할 때 동반하여서 의사소통을 도와주는 역할도 한다. 이 때의 숙박 예약, 여가·관광 등의 스케줄 관리는 의료관광통역코디네이터의 영역에 해당된다고 할 수 있다.(* 관광통역가이드는 일반관광객을 관광안내해주는 영역만을 맡고 있어서 의료관광통역코디네이터와는 다른 직종이며, 병원에 소속된 의료관광통역코디네이터는 의료관광객을 대상으로 관광가이드 역할을 전혀 하지 않음.)

병원에 소속되어 일하든 프리랜서로 일하든 관계없이 의료관광통역코디네이터가 되기 위해서는 기본적인 외국어 능력과 병원 내에서 사용되는 의학전문용어를 반드시 알고 있어야 하는데 의학이라는 중요

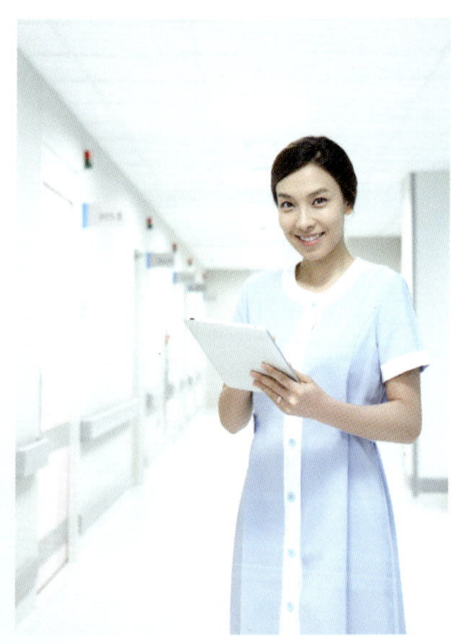

한 부분을 다루는 것이기에 환자 상담 시에 의사소통에 지장을 주지 않고 환자의 상태를 의료진에게 명확하게 전달할 수 있을 정도의 외국어 능력이 필요하다. 그리고 치과병원·성형외과 등 특정 병원에서만 일할 경우, 사용하는 외국어 표현이 반복되는 경향이 있으니 기본적인 외국어 능력에 전문용어만 잘 알고 있다면 충분히 의료관광통역코디네이터에 도전해서 꿈을 이룰 수 있을 것이다.

최근 영어·일본어·중국어 구사가 가능한 의료관광통역코디네이터의 수요가 급격히 증가하고 있으며, 아랍어·러시아어도 수요가 꾸준히 늘고 있다. 또한 정부·지방정부·병원에서도 의료관광 분야를 미래의 성장동력으로 인식하고 아주 적극적으로 개발에 참여하고 있어 그 미래가 밝다고 할 수 있다.

※ 출처: 한국관광공사 홈페이지 《한국의료관광총람》

✚ NCS 능력 단위 알기

※ 출처: 국가직무능력표준 NCS 홈페이지

NCS 능력 단위	예약 관리	예약 관리란 환자의 원활한 진료 진행을 위하여 온라인 및 내원환자 예약을 관리하고, 예약일정 관리를 실행할 수 있는 능력이다.
예약 관리 2 오프라인 예약 관리하기		1. 환자의 내원 내역, 인적사항, 보험유형에 따라 예약을 할 수 있다. 2. 필요시 내원 전 환자에게 준비사항을 미리 안내할 수 있다. 3. 환자의 진료내용에 따라서 예약정보를 기록해 둘 수 있다.
	지식	• 의료서비스 매너에 관한 지식 • 의료 커뮤니케이션 관련 지식 • 진료 흐름도 관련 지식
	기술	• 병원 정보 시스템 활용 능력
	태도	• 예약자에게 친절한 태도 • 신속 정확한 업무 처리 태도 • 서비스 마인드 유지하려는 태도

〈예약 관리 2 – 오프라인 예약 관리하기〉 중국어 표현 익히기

🎧 02-7

1) 您预约的日期是12号。 예약하신 날짜는 12일입니다.
Nín yùyuē de rìqī shì shí'èr hào.

2) 请把您的诊断书带来。 진단서를 가지고 오세요.
Qǐng bǎ nín de zhěnduànshū dàilái.

3) 请告诉我您的联络方式。 제게 연락처를 알려주세요.
Qǐng gàosu wǒ nín de liánluò fāngshì.

4) 请告诉我您的英文名字。 제게 영문 이름을 알려주세요.
Qǐng gàosu wǒ nín de Yīngwén míngzi.

5) 您是第一次来我们的医院吗? 처음 저희 병원에 방문하시는 겁니까?
Nín shì dì yí cì lái wǒmen de yīyuàn ma?

6) 在您预约的日期前一天，我再提醒您。 예약하신 날 하루 전에 다시 알려드리겠습니다.
Zài nín yùyuē de rìqī qián yì tiān, wǒ zài tíxǐng nín.

鼻部整形

코 성형

중국인 의료관광객뿐만 아니라 대부분의 환자들이 성형 시 어떤 재료를 쓰며, 부작용은 없는지 궁금해하고 또 걱정한다. 환자에게 적절하고도 명확하게 설명해주고 안심을 시키는 것이 의료진의 역할이므로 이때 어떻게 상담해야 하는지 다양한 표현들을 배워보자.

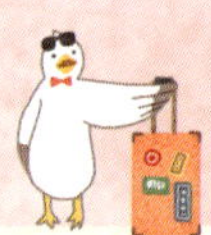

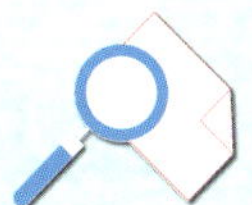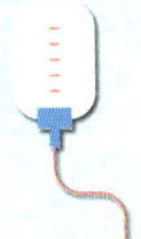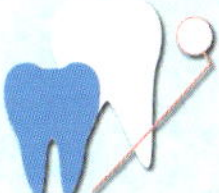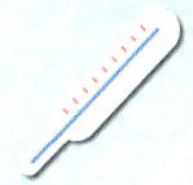

1. 我想**做隆鼻整形**。

2. **鼻梁**用什么办法来**处理**呢?

3. 有没有什么**副作用**?

1. 전치사 把

2. 부사 有点儿

3. 고정구 先 A 然后 B

4. 고정구 根据 A 来 B

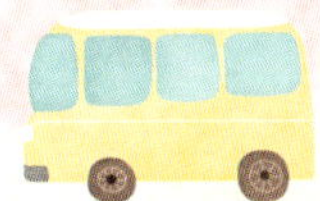

☐ 鼻部　　bíbù　　명 코 부분

☐ 隆鼻　　lóngbí　　동 코를 높이다

☐ 侧过来　　cèguòlai　　옆으로 돌리다
　　★ 侧 cè 동 기울다. 치우치다

☐ 低　　dī　　형 (높이가) 낮다. (등급이) 낮다. (정도가) 낮다

☐ 鼻梁　　bíliáng　　명 콧날. 콧등

☐ 鼻尖　　bíjiān　　명 코끝

☐ 宽　　kuān　　형 (폭이) 넓다. (면적 또는 범위가) 넓다

☐ 垫高　　diàngāo　　(낮은 것을) 높이다. 높이하다
　　★ 垫 diàn 동 받치다. 괴다

☐ 处理　　chǔlǐ　　동 처리하다. 해결하다

☐ 使用　　shǐyòng　　동 사용하다

☐ 膨体　　péngtǐ　　명 보형물

☐ 自体软骨　　zìtǐ ruǎngǔ　　명 자체 연골. 자가 연골

☐ 副作用　　fùzuòyòng　　명 부작용

☐ 出现　　chūxiàn　　동 나타나다

☐ 过敏　　guòmǐn　　동 (약물·외부 자극에) 알레르기 반응을 보이다

☐ 排斥现象　　páichì xiànxiàng　　명 거부현상
　　★ 排斥 páichì 동 배척하다 ｜ 现象 xiànxiàng 명 현상

☐ 脸型　　liǎnxíng　　명 얼굴형

☐ 对称　　duìchèn　　형 (도형이나 물체가) 대칭이다

☐ 设计　　shèjì　　동 설계하다. 디자인하다

▶▶ 이 과의 주요 표현을 미리 듣고 읽고 학습해보세요.

1. 我想 做隆鼻整形 。

做物理治疗
看医院设备
看体检结果

2. 鼻梁 用什么办法来 处理 呢?

单眼皮
高血压
麻醉

做手术
治疗
做

3. 有没有什么 副作用 ?

效果
好办法
好机会

단어 ▶▶ 物理治疗 wùlǐ zhìliáo 명 물리치료 | 设备 shèbèi 명 설비 | 单眼皮 dānyǎnpí 명 홑꺼풀. 외꺼풀 |

高血压 gāoxuèyā 명 고혈압

▶▶ 코높이수술을 하려고 의사와 상담 중이다.

顾客　我想做隆鼻整形。
Wǒ xiǎng zuò lóngbí zhěngxíng.

医生　请把①脸侧过来看看，嗯……鼻梁是比较低。
Qǐng bǎ liǎn cèguòlai kànkan, èng…… bíliáng shì bǐjiào dī.

> '比较 bǐjiào'는 부사로
> '비교적, 상대적으로'의 뜻이다.
> 형용사나 동사 앞에 쓴다.

顾客　我觉得鼻尖也有点儿②宽。医生您看呢？
Wǒ juéde bíjiān yě yǒudiǎnr kuān. Yīshēng nín kàn ne?

医生　是。先垫高鼻梁，然后③再处理鼻尖。
Shì. Xiān diàngāo bíliáng, ránhòu zài chǔlǐ bíjiān.

顾客　鼻梁用什么办法来处理呢？
Bíliáng yòng shénme bànfǎ lái chǔlǐ ne?

> '用＋A＋来＋동사'로 쓰여
> 'A를 가지고 (동사)하다'의 의미이다.
> 자주 쓰이는 표현이므로 알아두자.

医生　鼻梁使用膨体来垫高。
Bíliáng shǐyòng péngtǐ lái diàngāo.

顾客　那么鼻尖呢？
Nàme bíjiān ne?

医生　鼻尖用自体软骨来垫。
Bíjiān yòng zìtǐ ruǎngǔ lái diàn.

顾客　有没有什么副作用？
Yǒu méiyǒu shénme fùzuòyòng?

医生　软骨是自己的，不会出现过敏和排斥现象，
Ruǎngǔ shì zìjǐ de, bú huì chūxiàn guòmǐn hé páichì xiànxiàng,

所以没有什么副作用。
suǒyǐ méiyǒu shénme fùzuòyòng.

顾客　隆鼻后会不会出现脸型不对称的现象？
Lóngbí hòu huì bu huì chūxiàn liǎnxíng bú duìchèn de xiànxiàng?

医生　不会。我们的手术是根据每位顾客的脸型来④设计的。
Bú huì. Wǒmen de shǒushù shì gēnjù měi wèi gùkè de liǎnxíng lái shèjì de.

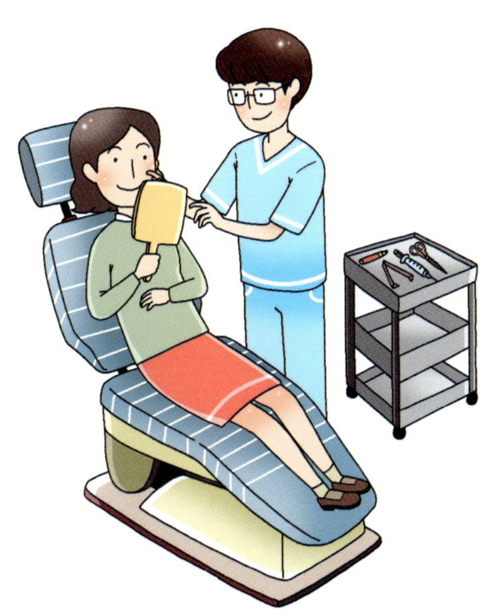

❶ 전치사 把

목적어를 동사 앞으로 이동시켜 동작 행위를 강조하는 표현으로 주로 사람이나 사물에 대한 처치와
영향을 나타내며 우리말의 '~을(를)'에 해당한다. 동사 뒤에는 반드시 기타성분이 나와야 한다.

> **문형**　주어 + 把 + 목적어 + 동사 + 기타성분

- 请 把 脸侧过来看看。
  Qǐng bǎ liǎn cèguòlai kànkan.

- 请 把 体温计给我。
  Qǐng bǎ tǐwēnjì gěi wǒ.

- 请 把 这个药交给老李。
  Qǐng bǎ zhè ge yào jiāogěi Lǎo Lǐ.

❷ 부사 有点儿

부사 '有点儿'은 동사 앞에 쓰여 정도가 비교적 약함을 나타내며 대체로 말하는 사람의 주관적인 관점
에서 느낄 때 불만족스럽거나 부정적인 상황에 쓰인다. 우리말의 '조금, 약간'에 해당한다.

> **문형**　有点儿 + 형용사, 동사

- 我觉得鼻尖也 有点儿 宽。
  Wǒ juéde bíjiān yě yǒudiǎnr kuān.

- 今天我 有点儿 不舒服。
  Jīntiān wǒ yǒudiǎnr bù shūfu.

- 伤口 有点儿 发炎。
  Shāngkǒu yǒudiǎnr fāyán.

Tip　같은 뜻의 부사로 '一点儿'은 형용사나 동사 뒤에 위치하며, 부정의 느낌은 없다.
예 长 一点儿 조금 길다, 宽 一点儿 조금 넓다

단어　体温计 tǐwēnjì 명 체온계 | 交给 jiāogěi ~에게 건네주다 | 不舒服 bù shūfu 불편하다 |
伤口 shāngkǒu 명 상처 | 发炎 fāyán 동 염증이 생기다

❸ 고정구 先 A 然后 B

고정구 '先 A 然后 B'는 두 번째 일(B)이 첫 번째 일(A) 다음에 이어서 발생함을 나타낸다. 우리말의
'먼저 A하고, 그런 후에(그 다음에) B하다'에 해당한다.

- 先 垫高鼻梁，然后 再处理鼻尖。
  Xiān diàngāo bíliáng, ránhòu zài chǔlǐ bíjiān.

- 先 麻醉，然后 再手术。
  Xiān mázuì, ránhòu zài shǒushù.

- 你 先 去洗手，然后 再吃饭。
  Nǐ xiān qù xǐshǒu, ránhòu zài chīfàn.

❹ 고정구 根据 A 来 B

'A를 근거로 해서 B를 결정하다'의 의미로 사용하는데, 우리말의 'A에 의거하여 B(을) 하다'에 해당한다.

- 我们的手术是 根据 每位顾客的脸型 来 设计的。
  Wǒmen de shǒushù shì gēnjù měi wèi gùkè de liǎnxíng lái shèjì de.

- 根据 拍片的结果 来 判断病情。
  Gēnjù pāipiān de jiéguǒ lái pànduàn bìngqíng.

- 根据 恢复的情况 来 决定。
  Gēnjù huīfù de qíngkuàng lái juédìng.

단어 拍片 pāipiān 동 엑스레이(X-ray)를 찍다 | 结果 jiéguǒ 명 결과 | 判断 pànduàn 동 판단하다 |
病情 bìngqíng 명 병세 | 情况 qíngkuàng 명 상황 | 决定 juédìng 동 결정하다

八字纹 bāzìwén 팔자주름	整形术 zhěngxíngshù 성형술	矫正 jiǎozhèng 교정
短鼻矫正 duǎnbí jiǎozhèng 짧은 코 교정	长鼻矫正 chángbí jiǎozhèng 긴 코 교정	箭鼻矫正 jiànbí jiǎozhèng 화살 코 교정
歪鼻矫正 wāibí jiǎozhèng 휜 코 교정	方形鼻矫正 fāngxíngbí jiǎozhèng 주먹코 교정	鼻翼缩小术 bíyì suōxiǎoshù 콧망울 축소수술

>> 隆鼻是在局部麻醉下进行的。

Lóngbí shì zài júbù mázuì xià jìnxíng de.

코높이수술은 부분마취 하에서 진행합니다.

>> 一般隆鼻恢复6-10天就变得比较自然了。

Yìbān lóngbí huīfù liù dào shí tiān jiù biàn de bǐjiào zìrán le.

보통 코높이수술은 6-10일이면 회복되어 비교적 자연스러워집니다.

>> 隆鼻是在鼻孔内切口，所以不会留疤痕。

Lóngbí shì zài bíkǒng nèi qiēkǒu, suǒyǐ bú huì liú bāhén.

코높이수술은 콧구멍 안쪽에서 수술하므로 흉터가 남지 않습니다.

단어 》 **隆鼻** lóngbí 명 코높이수술 | **鼻孔** bíkǒng 명 콧구멍 | **切口** qiēkǒu 명 수술 자리. 절개한 자리 |
留疤痕 liú bāhén 흉터가 남다

인체(몸)

肩膀 jiānbǎng 어깨
胸部 xiōngbù 가슴, 흉부
胳膊 gēbo 팔
手肘 shǒuzhǒu 팔꿈치
手 shǒu 손
指甲 zhǐjia 손톱
手指 shǒuzhǐ 손가락
手腕 shǒuwàn 손목
腹 fù 배
腰 yāo 허리
屁股 pìgu 엉덩이
腿 tuǐ 다리
大腿 dàtuǐ 허벅지
膝盖 xīgài 무릎
小腿 xiǎotuǐ 종아리
脚 jiǎo 발
脚脖子 jiǎobózi 발목
脚趾 jiǎozhǐ 발가락
脚指甲 jiǎozhǐjia 발톱

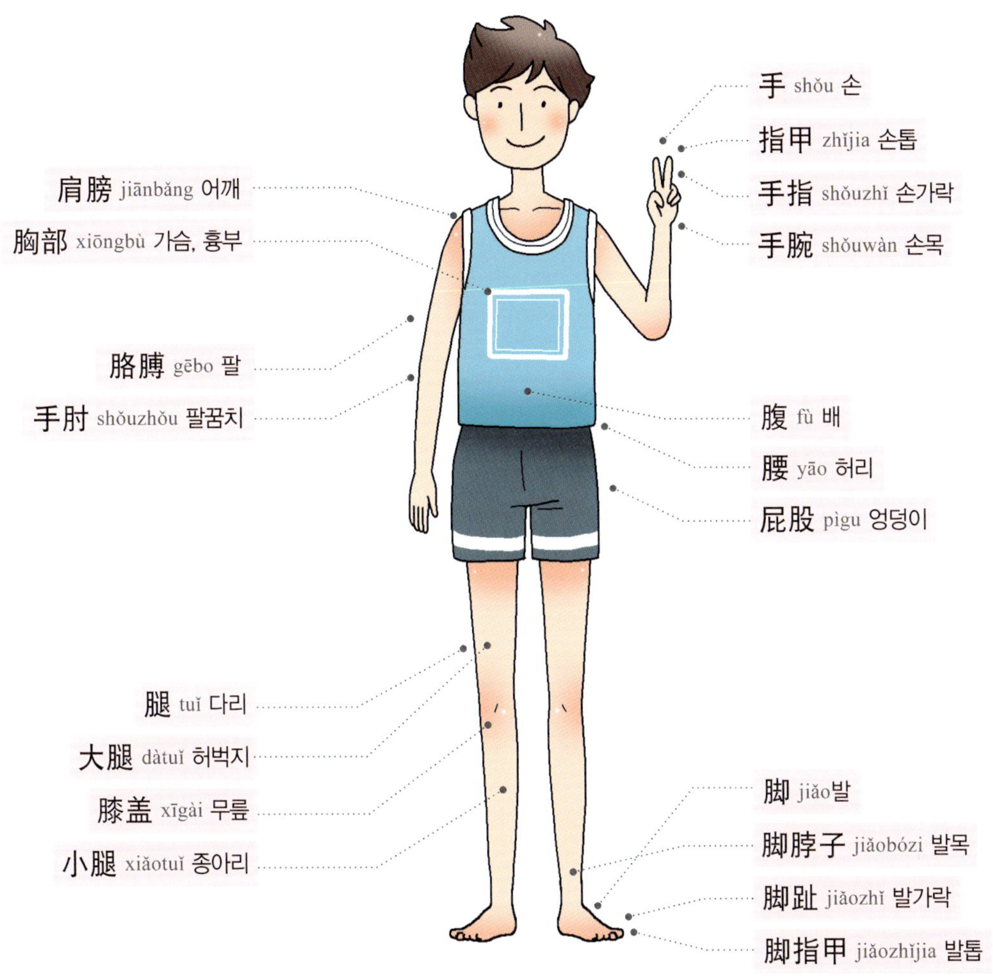

1. 다음 빈칸에 들어갈 단어를 보기 에서 골라 문장을 완성하세요.

> 보기　　把　　　根据……来　　　有点儿　　　先……然后……

❶ 请 　　　　 脸侧过来看看。

❷ 我觉得鼻尖 　　　　 宽。

❸ 　　　　 垫高鼻梁，　　　　 再处理鼻尖。

❹ 手术是 　　　　 每位顾客的脸型 　　　　 设计的。

2. 다음의 문장을 중국어로 번역하세요.

❶ 제가 보기에는 코끝도 좀 넓은 것 같아요.

❷ 저희 병원에서는 자가연골과 보형물을 사용합니다.

❸ 코를 높힌 후 얼굴 비대칭 현상이 나타나지는 않겠지요?

❹ 수술은 고객님의 얼굴형에 따라 진행합니다.

3. 실무 회화에 근거하여 다음 질문에 답하세요.

❶ 顾客想做什么整形?

❷ 医生怎么给顾客做鼻部整形?

❸ 医生做鼻部整形用什么材料?

❹ 软骨为什么没有副作用?

4. 실무 회화 내용을 활용하여, 다음 상황에 알맞은 대화를 만들어 직접 대화해 보세요.

| 장소 | 성형외과 | 상황 | 코높이수술 상담 |

참고단어　隆鼻 / 鼻梁 / 鼻尖 / 软骨 / 膨体 / 脸型

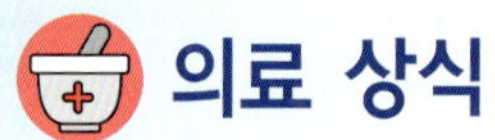

의료관광의 유형

의료관광이란 의료관광객이 자국의 의료기관 대신 해외 의료서비스 혹은 관련 상품과 서비스를 구매하는 것을 포함하여 방문 대상국가의 의료, 문화, 사회, 관광상품 등을 체험하는 행위를 아우르는 광범위한 활동을 뜻한다. 의료관광을 나서는 사람들의 니즈(needs)는 다양하며, 의료관광의 유형도 다양하므로 그 유형을 나눠보면 다음과 같다.

◆ 의료관광객의 행위에 따른 유형

1) 순수치료형

특정 병원이나 의사를 찾아서 입국하는 경우로 주로 자국에서의 치료가 용이치 않은 난치병환자 혹은 차별화된 프리미엄급의 치료나 서비스를 원하는 외국인들을 대상으로 의료서비스를 제공한다. 이 유형은 지명도, 의료수준, 서비스의 질이 우선시되며 세계 각국 부유층의 이용도가 높다.

2) 치료 + 관광형

관광과 휴양이 발달한 지역에서 많이 나타나며 외국인들을 대상으로 Medical Spa 등의 간단한 치료와 관광이 결합되는 경우이다.

◆ 의료관광객의 거주지역 특성에 따른 유형

1) 인접국가

의료관광 목적지와 가까이에 있어 방문할 기회가 상대적으로 많고 이동시간이 짧아 가벼운 치료나 쇼핑, 휴양 등의 목적으로 쉽게 선택할 수 있는 경우이다. 일본과 중국 등 근거리 국가에서 한국을 방문할 경우가 이에 해당된다. 이 경우 목적지에 대한 관심도가 높고 온·오프라인을 통한 홍보도 상대적으로 다양하게 이루어질 수 있어 정보 노출이 쉽다. 상품도 스파, 휴양 등 관광요소와 연계한 다양한 상품이 개발될 수 있다.

2) 의료 후진국

해당 국가의 낙후된 의료수준으로 만족할 만한 혹은 안정적인 치료를 보장받지 못하여 해외 의료서비스를 통해 치료를 받고자 하는 경우로 러시아, 몽골, 베트남, 인도네시아, 중동 등에서 방한할 경우가 이에 해당한다. 뇌혈관, 심장질환, 암 등 전문시술을 받기 위한 경우가 많으나 최근에는 건강검진, 미용·성형을 위해 방문하는 사례도 늘고 있다.

3) 의료 선진국

의료 선진국의 의료관광객은 대부분 건강보험 등의 이유로 서비스 비용이 고가이거나 긴 대기시간 등으로 자국 내에서 충분한 의료서비스를 받지 못해 해외 의료기관을 선택하는 경우로, 의료비 절감과 관광의 목적을 동시에 갖는 경우가 많다. 이들의 한국 방문목적은 보통 건강검진, 한방 등으로 특화된 의료서비스나 장기요양이 필요한 전문서비스를 요하는 경우가 많다.

※ 출처: 한국관광공사 홈페이지 《한국의료관광총람》

➕ NCS 능력 단위 알기 ┈┈┈┈┈┈┈┈┈┈┈┈┈┈┈┈┈┈

※ 출처: 국가직무능력표준 NCS 홈페이지

NCS 능력 단위	환자 응대 관리	환자 응대 관리란 내원한 환자의 진료정보를 파악하고 진료를 위한 접수, 응대, 배웅 관리를 실행할 수 있는 능력이다.		
환자 응대 관리 1 진료 접수하기		1. 병원의 진료접수 양식에 따라 환자의 주 증상을 확인하고 진료과로 안내할 수 있다. 2. 병원 접수 분류에 따라 환자의 초진여부를 파악하여 진료 절차 및 방법을 안내할 수 있다. 3. 병원의 진료접수 양식에 따라 진료신청서를 작성하고 환자를 안내할 수 있다.		
	지식	• 진료접수 절차에 대한 기본 지식 • 진료업무 프로세스에 관한 지식 • 의료서비스 특성에 관한 지식		
	기술	• 병원 정보 시스템 활용 이해력		
	태도	• 환자 중심의 서비스 마음가짐 • 신뢰감을 주는 용모와 태도 • 환자를 이해하고 배려하는 태도		

〈환자 응대 관리 1 – 진료 접수하기〉 중국어 표현 익히기

🎧 03-7

1) **您要挂哪科?** 어느 과에 접수하실 건가요?
Nín yào guà nǎ kē?

2) **您哪儿不舒服?** 어디가 안 좋으신가요?
Nín nǎr bù shūfu?

3) **您有就诊卡吗?** 진료카드 있으신가요?
Nín yǒu jiùzhěnkǎ ma?

4) **请您填一下表。** 표를 작성해주세요.
Qǐng nín tián yíxià biǎo.

5) **请您抽一张顺序号。** 번호표를 뽑으세요.
Qǐng nín chōu yì zhāng shùnxùhào.

6) **显示您的号码时，请您到挂号处挂号。** 갖고 계신 번호가 나타나면 접수처에 가서 접수하세요.
Xiǎnshì nín de hàomǎ shí, qǐng nín dào guàhàochù guàhào.

祛皱
주름 제거

학습 내용

중국인 의료관광객은 짧은 기간에 최대의 효과를 볼 수 있는 레이저 주름제거, 보톡스, 필러 등 신의료 상품들에 대해 궁금해 하고 있다. 이때 의료관광객과 어떻게 상담하고, 또 어떤 사항을 설명해야 할지 다양한 표현들을 배워보자.

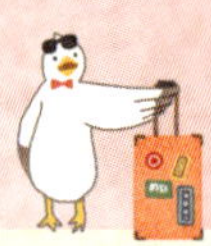

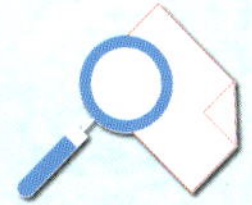 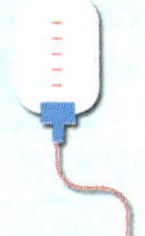 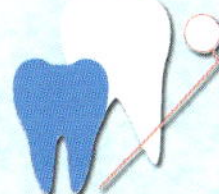 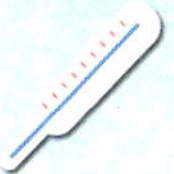

주요 표현

1. 有什么办法祛除吗？
2. 斑点可以用激光祛除。
3. 我还是打肉毒素吧。

주요 어법

1. 개사 对
2. 부사 还是
3. 고정구 跟……一样
4. 조동사 会

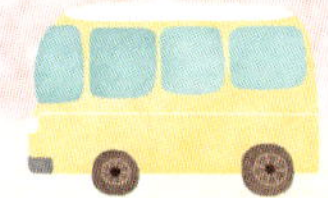

☑ 새단어 알고 가기

☐ 祛皱	qūzhòu		주름을 제거하다
☐ 部位	bùwèi	명	부위
☐ 斑点	bāndiǎn	명	반점. 얼룩
☐ 外眼角	wàiyǎnjiǎo	명	눈초리. 눈가
☐ 鱼尾纹	yúwěiwén	명	눈(가)주름
☐ 祛除	qūchú	동	제거하다. 없애다

★ **祛** qū 동 제거하다. 물리치다 | **除** chú 동 제거하다. 없애다

☐ 激光	jīguāng		레이저(laser)
☐ 刺痛感	cìtònggǎn		찌르는 것 같은 느낌. 따끔거리는 느낌

★ **刺痛** cìtòng 명 찌르는 것 같은 아픔 | **感** gǎn 명 느낌. 생각

☐ 一种	yìzhǒng		한 가지
☐ 另	lìng	대	다른. 그밖의. 이외의
☐ 打肉毒素	dǎ ròudúsù		보톡스를 맞다

★ **打** dǎ 동 (침이나 주사를) 맞다 | **肉毒素** ròudúsù 보톡스(botox)

☐ 用于	yòngyú		～에 쓰다
☐ 除皱	chúzhòu		주름을 제거하다
☐ 注射剂	zhùshèjì	명	주사제. 주사약
☐ 不适感	búshìgǎn		불편한 느낌
☐ 平常	píngcháng	명	평소. 평상시
☐ 费用	fèiyòng	명	비용
☐ 室长	shìzhǎng	명	실장
☐ 详细	xiángxì	형	상세하다. 자세하다
☐ 说明	shuōmíng	동	설명하다

▶▶ 이 과의 주요 표현을 미리 듣고 읽고 학습해보세요.

1. 有什么 办法祛除 吗?

> 治疗方法
> 不舒服的感觉
> 副作用

2. 斑点 可以用 激光祛除 。

> 胃病
> 这个疤痕
> 鱼尾纹

> 药物来治疗
> 激光治疗
> 肉毒素祛除

3. 我 还是 打肉毒素吧 。

> 你
> 他
> 我的病

> 多住几天吧
> 那么胖
> 老样子

단어 ▶▶ **胃病** wèibìng 명 (위염이나 위궤양 등의) 위장병 | **药物** yàowù 명 약물 | **疤痕** bāhén 명 흉터. 상처 |

胖 pàng 형 살찌다 | **老样子** lǎoyàngzi 명 옛 모습. 옛 모양

▶▶ 기미와 눈가주름을 제거하려고 의사와 상담 중이다.

医生　您 对 ① 哪个部位不满意？
Nín duì nǎ ge bùwèi bù mǎnyì?

顾客　脸上的斑点，还有外眼角的鱼尾纹，有什么办法祛除吗？
Liǎn shang de bāndiǎn, háiyǒu wàiyǎnjiǎo de yúwěiwén, yǒu shénme bànfǎ qūchú ma?

医生　斑点可以用激光祛除。
Bāndiǎn kěyǐ yòng jīguāng qūchú.

顾客　疼吗？
Téng ma?

医生　有点儿刺痛感。
Yǒudiǎnr cìtònggǎn.

顾客　那么，眼角上的鱼尾纹呢？
Nàme, yǎnjiǎo shang de yúwěiwén ne?

医生　有两种办法，一种是做手术，另一种是打肉毒素。
Yǒu liǎng zhǒng bànfǎ, yìzhǒng shì zuò shǒushù, lìng yìzhǒng shì dǎ ròudúsù.

顾客　肉毒素是什么？
Ròudúsù shì shénme?

医生　肉毒素是一种用于除皱的注射剂。
Ròudúsù shì yìzhǒng yòngyú chúzhòu de zhùshèjì.

顾客　我 还是 ② 打肉毒素吧。有没有什么不适感？
Wǒ háishi dǎ ròudúsù ba. Yǒu méiyǒu shénme búshìgǎn?

医生　没有。跟平常一样③可以正常工作。
Méiyǒu. Gēn píngcháng yíyàng kěyǐ zhèngcháng gōngzuò.

顾客　费用是多少?
Fèiyòng shì duōshao?

医生　我们的室长会④给您详细说明的。
Wǒmen de shìzhǎng huì gěi nín xiángxì shuōmíng de.

顾客　那我就跟她详细谈吧。
Nà wǒ jiù gēn tā xiángxì tán ba.

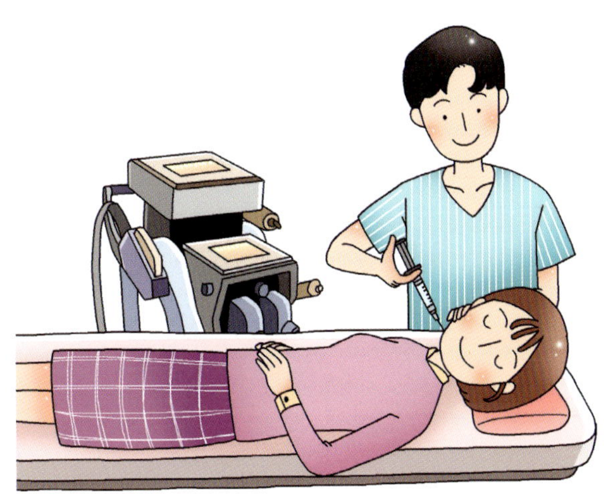

❶ 개사 对

개사 '对'는 동작이나 행위의 대상을 이끌어내며 우리말의 '~에 대해(서), ~에 대하여'에 해당한다.
중국어의 개사는 우리말의 '전치사'와 같다.

문형   对 + 대상 + 동사

· 您 对 哪个部位不满意？
  Nín duì nǎ ge bùwèi bù mǎnyì?

· 我 对 猫毛过敏。
  Wǒ duì māomáo guòmǐn.

· 多喝水 对 人体有益。
  Duō hē shuǐ duì réntǐ yǒuyì.

❷ 부사 还是

'还是'는 부사로 비교나 우열을 따져서 비교적 만족스러운 방법을 선택하는 것을 나타내는데 우리말의
'~하는 편이 (더) 좋다'에 해당한다.

· 我 还是 打肉毒素吧。
  Wǒ háishi dǎ ròudúsù ba.

· 今天很忙，我看 还是 不去医院了。
  Jīntiān hěn máng, wǒ kàn háishi bú qù yīyuàn le.

· 这药对消化有帮助，还是 吃这个吧。
  Zhè yào duì xiāohuà yǒu bāngzhù, háishi chī zhè ge ba.

단어 猫毛 māomáo 명 고양이 털 | 过敏 guòmǐn 동 알레르기 반응을 보이다 | 人体 réntǐ 명 인체 |
有益 yǒuyì 동 유익하다 | 消化 xiāohuà 동 소화하다 | 有帮助 yǒu bāngzhù 도움이 되다

❸ 고정구 跟……一样

'跟'이 비교문에 사용될 때는 뒤에 반드시 '一样', '相同', '差不多', '似的' 등의 단어가 와서 호응하는데 그 뜻은 우리말의 '~와 같다'에 해당한다.

- **跟** 平常 **一样** 可以正常工作。
  Gēn píngcháng yíyàng kěyǐ zhèngcháng gōngzuò.

- 我的血压 **跟** 以前 **一样** 了。
  Wǒ de xuèyā gēn yǐqián yíyàng le.

- 两年没有见你，你 **跟** 以前 **一样** 。
  Liǎng nián méiyǒu jiàn nǐ, nǐ gēn yǐqián yíyàng.

❹ 조동사 会

조동사 '会'는 동사 앞에 위치해 어떤 상태가 출현할 가능성이 있음을 나타낸다. 우리말의 '~할 것이다, ~할 가능성이 있다'에 해당한다.

- 我们的室长 **会** 给您详细说明的。
  Wǒmen de shìzhǎng huì gěi nín xiángxì shuōmíng de.

- 我 **会** 来接机的。
  Wǒ huì lái jiējī de.

- 我认为他的整形手术一定 **会** 成功。
  Wǒ rènwéi tā de zhěngxíng shǒushù yídìng huì chénggōng.

단어 ≫ **血压** xuèyā 명 혈압 | **以前** yǐqián 명 예전. 이전 | **认为** rènwéi 동 여기다. 생각하다 |
成功 chénggōng 동 성공하다

脸部轮廓 liǎnbù lúnkuò 얼굴 윤곽	色素沉着 sèsù chénzhuó 색소 침착	紫外线 zǐwàixiàn 자외선
抗皱 kàngzhòu 주름방지	雀斑 quèbān 주근깨	疙瘩 gēda 종기. 부스럼
贵族手术 guìzú shǒushù 귀족수술	磨皮术 mópíshù 박피수술	童颜术 tóngyánshù 동안수술

*양볼의 팔자주름을 없애는 수술

▶▶ 紧肤除皱一个疗程5次。

Jǐnfū chúzhòu yí ge liáochéng wǔ cì.

피부 탄력강화 주름제거 치료 과정은 한 코스가 5회입니다.

▶▶ 肉毒素的效果能维持4-6个月左右。

Ròudúsù de xiàoguǒ néng wéichí sì dào liù ge yuè zuǒyòu.

보톡스의 효과는 4-6개월 정도 유지됩니다.

▶▶ 鼻子两边的"八字纹"比较重，打玻尿酸就行。

Bízi liǎng biān de "bāzìwén" bǐjiào zhòng, dǎ bōniàosuān jiù xíng.

코 양쪽의 '팔자주름'이 비교적 깊은데 히알루론산으로 채우면 됩니다.

단어 ▶▶ 紧肤 jǐnfū 피부 수축. 피부 탄력강화 ｜ 疗程 liáochéng 명 치료 기간. 치료 과정 ｜

维持 wéichí 동 유지하다 ｜ 八字纹 bāzìwén 팔자주름 ｜ 玻尿酸 bōniàosuān 히알루론산

자태와 용모

身材 shēncái 몸매
容貌 róngmào 생김새

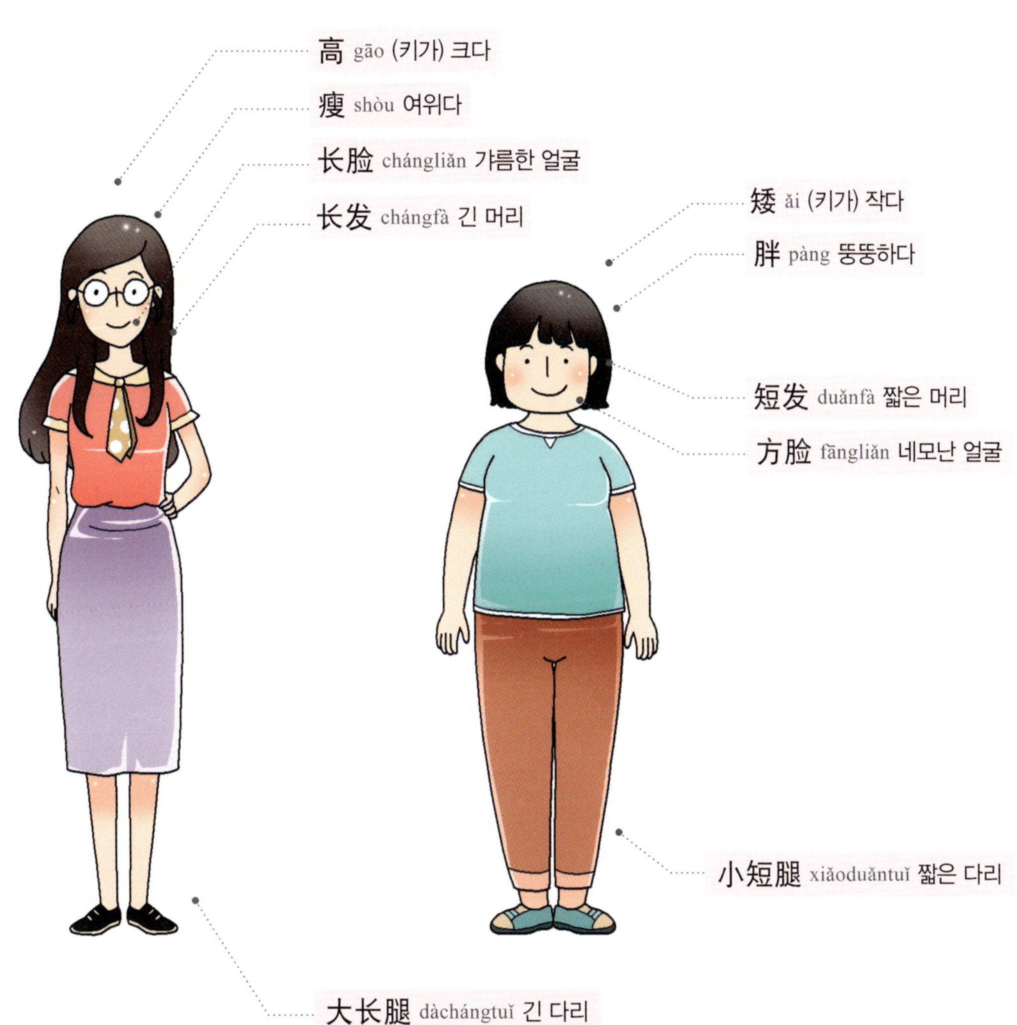

1. 다음 빈칸에 들어갈 단어를 보기 에서 골라 문장을 완성하세요.

> 보기　　对　　　一种……另一种　　　跟……一样　　　会

❶ 有两种办法，＿＿＿＿是做手术，＿＿＿＿是打肉毒素。

❷ 我们的室长＿＿＿＿给您详细说明的。

❸ 您＿＿＿＿哪个部位不满意？

❹ 没有什么不适感，＿＿＿＿平常＿＿＿＿可以正常工作。

2. 다음의 문장을 중국어로 번역하세요.

❶ 어느 부분이 마음에 들지 않습니까?

＿＿＿＿＿＿＿＿＿＿＿＿＿＿＿＿＿＿＿＿＿＿＿＿＿

❷ 레이저로 반점 치료 시 좀 따끔합니다.

＿＿＿＿＿＿＿＿＿＿＿＿＿＿＿＿＿＿＿＿＿＿＿＿＿

❸ 보톡스 맞는 데 비용은 얼마입니까?

＿＿＿＿＿＿＿＿＿＿＿＿＿＿＿＿＿＿＿＿＿＿＿＿＿

❹ 평소와 마찬가지로 정상적인 업무가 가능합니다.

＿＿＿＿＿＿＿＿＿＿＿＿＿＿＿＿＿＿＿＿＿＿＿＿＿

3. 실무 회화에 근거하여 다음 질문에 답하세요.

❶ 医生用什么办法祛除顾客脸上的斑点？

____

❷ 除眼角上的鱼尾纹有两种治疗方法，是哪两种？

____

❸ 顾客选择用什么办法祛除外眼角的鱼尾纹？

____

❹ 打完肉毒素有没有不适感？

____

4. 실무 회화 내용을 활용하여, 다음 상황에 알맞은 대화를 만들어 직접 대화해 보세요.

| 장소 | 피부과 | 상황 | 기미와 주름 제거 |

참고단어　　斑点 / 外眼角 / 鱼尾纹 / 激光 / 肉毒素 / 正常工作

의료관광 프로세스

의료와 관광서비스를 함께 고려하는 일반적인 의료관광의 프로세스를 살펴보면 다음과 같다.

정보수집 · 상담	출국 준비 · 출국	의료서비스	관광 및 귀국	사후관리
1. 기본 정보 수집 2. 상담 및 예약 3. 관광 정보 4. 숙박 정보	1. 출국 준비 2. 출국 3. 숙소 이동 4. 관광 및 쇼핑	1. 병원 이동 2. 의료진 상담 및 시술 3. 입원	1. 관광(휴양 · 체험 · 시티투어) 2. 음식 · 쇼핑 3. 공항 이동 4. 귀국	1. 사후 건강관리 2. 추가 진료상담 3. 부작용 및 의료사고 　 법률지원

1. 정보수집 · 상담

의료관광을 하고자 하는 사람은 우선 의료서비스에 대한 내용을 고려하는데, 본인이 원하는 진료과목에 대한 의료시설 및 의료기술 등 의료서비스의 기본 인프라에 대한 정보를 수집한다. 기본정보 수집을 통해 기본 윤곽이 잡히면 전문의료기관 또는 에이전시, 여행사 등을 통해 상담 및 상품예약을 한 후, 그 다음 관광 및 휴양정보나 숙박, 음식, 쇼핑 등의 정보를 수집한다.

2. 출국 준비 · 출국

의료관광객은 여권 등 의료서비스를 받기 위한 기본서류를 챙겨야 하며, 의료관광통역코디네이터를 통해 의료관광비자(C-3-M 또는 G-1-M)를 신청하고 발급받는 등의 출국 준비를 하여 출국한다.

3. 의료서비스

의료관광객은 의료서비스를 받기 위해 병원으로 이동하여 예약 일정, 의료시술 전과정 및 병원 업무에 대해 의료관광통역코디네이터를 통해 의료진과 상담한다. 최근에는 의료관광객의 편의를 위해 호텔 내에 의료기관이 입주하거나 검진센터에 숙박시설이 있는 곳도 있으며, 외국어가 가능한 의료진이 직접 상담이나 시술을 하는 경우도 있다.

4. 관광 및 귀국

의료관광객은 시술이 끝난 후나 다음 시술을 위한 회복기간에 사전에 계획한 내용 또는 의료관광 안내 홍보센터, 에이전시, 여행사 등을 통해 수집한 정보를 바탕으로 휴양, 체험투어, 시티투어, 엔터테인먼트 관광 등을 즐길 수 있다. 한국에서 모든 일정을 마친 의료관광객은 입국 때와 마찬가지로 공항까지 여행사나 에이전시의 환송 서비스를 이용하여 귀국한다.

5. 사후관리

의료관광객이 자국으로 돌아간 이후에도 지속적인 건강관리나 추가진료에 대한 상담이 가능하다. 치료 후 7-10일 사이에 의료관광객은 치료 효과나 약 복용 후의 결과를 전화나 이메일로 보고하고, 문제가 있을 때에는 주치의에게 직접 물어 개선방안을 알아볼 수 있다. 만약 부작용 및 의료사고가 발생할 때는 의료기관과 협조체계를 구축하여 신속하게 대응해야 한다.

※ 출처: 한국관광공사 홈페이지 《한국의료관광총람》

✚ NCS 능력 단위 알기

※ 출처: 국가직무능력표준 NCS 홈페이지

NCS 능력 단위	환자 응대 관리	환자 응대 관리란 내원한 환자의 진료정보를 파악하고 진료를 위한 접수, 응대, 배웅 관리를 실행할 수 있는 능력이다.	
환자 응대 관리 2 대기환자 관리하기		1. 대기시간 동안 이용 가능한 서비스를 알려줄 수 있다. 2. 대기시간 불만환자의 불편사항을 파악하여 응대할 수 있다. 3. 병원 내 자료를 통해서 해당과에 대한 정보를 환자에게 안내할 수 있다.	
	지식	• 환자 유형별 특성 파악에 관한 지식 • 의료서비스 특성에 관한 지식 • 각 해당과에 대한 진료프로세스에 관한 지식	
	기술	• 대기환자에 대한 불만응대 기술	
	태도	• 신뢰감을 주는 용모와 태도 • 대기시간을 꼼꼼히 관찰하는 자세 • 적극적이고 유연한 태도 • 환자의 불만사항을 해결하려는 의지	

〈환자 응대 관리 2 − 대기환자 관리하기〉 중국어 표현 익히기

🎧 04 -7

1) **请您坐在那儿等候。** 저쪽에서 앉아서 기다려 주세요.
Qǐng nín zuòzài nàr děnghòu.

2) **您还需要等30分钟。** 30분 정도 기다려 주셔야 합니다.
Nín hái xūyào děng sānshí fēnzhōng.

3) **那边有准备好的饮料和水。** 저쪽에 음료수와 물이 준비되어 있습니다.
Nà biān yǒu zhǔnbèi hǎo de yǐnliào hé shuǐ.

4) **卫生间在前边。** 화장실은 앞쪽에 있습니다.
Wèishēngjiān zài qiánbiān.

5) **请您看一下我们医院的相关资料。** 저희 병원에 관한 자료를 보십시오.
Qǐng nín kàn yíxià wǒmen yīyuàn de xiāngguān zīliào.

6) **下次的预约时间是下星期三。** 다음 예약시간은 다음주 수요일입니다.
Xiàcì de yùyuē shíjiān shì xià xīngqīsān.

美白激光治疗

미백 레이저 치료

최근 기미, 주근깨, 검버섯 등 미백에 관련된 치료 방법이 다양해지면서 더 많은 중국인 의료 관광객들이 시술을 위해 한국의 피부과를 찾고 있다. 의료관광객들이 궁금해 할 미백 레이저 치료방법 및 치료 기간에 대해 알아두고, 어떻게 설명해야 하는지 다양한 표현들을 배워보자.

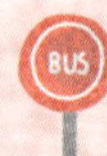
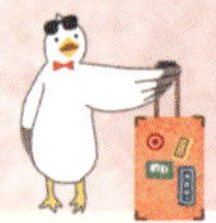

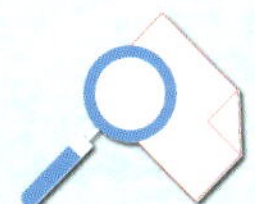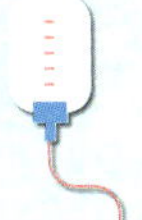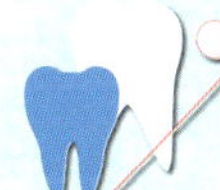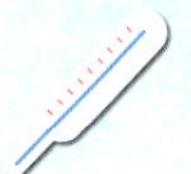

주요 표현

1. 您看 我脸上的黑斑，可以 祛除 吗?

2. 采用 激光治疗法 吗?

3. 治疗后应该 避免洗桑拿浴。

주요 어법

1. 관용구 越……越……

2. 동사 听说

3. 부사 最好

4. 접속사 如

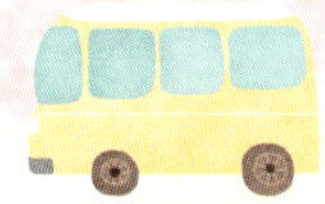

☐ 美白	měibái	명	미백
☐ 黑斑	hēibān	명	검은 반점
☐ 最近	zuìjìn	명	최근. 요즈음
☐ 出现	chūxiàn	동	출현하다. 나타나다
☐ 好治	hǎozhì		고치기 쉽다
☐ 采用	cǎiyòng	동	쓰다. 채용하다. 적합한 것을 골라 쓰다
☐ 听说	tīngshuō	동	듣자(하)니. 들은 바로는 (~라고 한다)
☐ 加重	jiāzhòng	동	(분량이나 정도 등을) 가중하다. 심해지다
☐ 仪器	yíqì	명	측정기. 계측기
☐ 担心	dānxīn	동	염려하다. 걱정하다
☐ 长青春痘儿	zhǎng qīngchūndòur		여드름이 나다
☐ 相结合	xiāng jiéhé		서로 결합하다

★ 相 xiāng 부 서로. 상호 ｜ 结合 jiéhé 동 결합하다. 결부하다

☐ 不错	búcuò	형	좋다. 잘하다
☐ 疗程	liáochéng	명	치료 기간. 치료 과정
☐ 严重	yánzhòng	형	심각하다. 위급하다
☐ 应该	yīnggāi	동	~해야 한다. ~하는 것이 마땅하다
☐ 注意	zhùyì	동	주의하다. 조심하다
☐ 避免	bìmiǎn	동	피하다. (모)면하다
☐ 最好	zuìhǎo	형	가장 좋다. 제일 좋다
☐ 提前	tíqián	동	(예정된 시간 · 위치를) 앞당기다

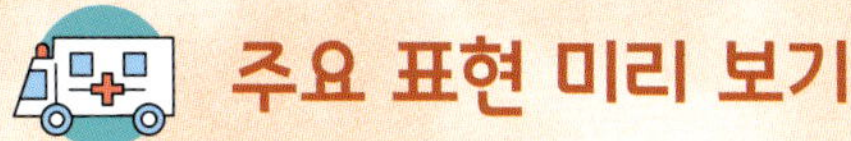

주요 표현 미리 보기

▶▶ 이 과의 주요 표현을 미리 듣고 읽고 학습해보세요.

1. 您看 我脸上的黑斑 ，可以 祛除 吗?

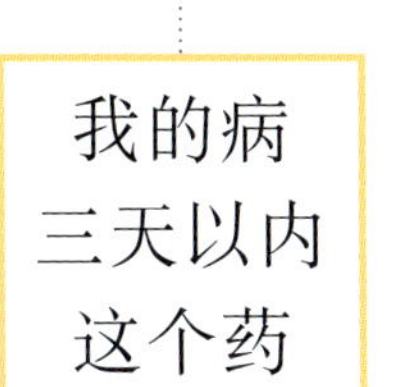

我的病
三天以内
这个药

治疗
恢复
吃

2. 采用 激光治疗法 吗?

全身麻醉
局部麻醉
内镜检查

3. 治疗后应该 避免洗桑拿浴 。

多锻炼身体
禁酒和禁烟
好好补身体

단어 〉〉 **内镜** nèijìng 명 내시경 | **锻炼** duànliàn 동 (몸을) 단련하다 | **禁酒** jìnjiǔ 금주하다 | **禁烟** jìnyān 동 금연하다 |
补身体 bǔ shēntǐ 몸을 보양하다

▶▶▶ 얼굴의 검은 반점과 여드름 치료를 위해 의사와 상담 중이다.

顾客 您看我脸上的黑斑，可以祛除吗？
Nín kàn wǒ liǎn shang de hēibān, kěyǐ qùchú ma?

> '好+동사'의 형태로 '~하기 좋다, ~하기 쉽다'의 뜻이다.
> 예를 들어 '好听 hǎotīng', '好看 hǎokàn'처럼 쓴다.

医生 最近刚出现的黑斑好治些，时间越长越① 不好治。
Zuìjìn gāng chūxiàn de hēibān hǎozhì xiē, shíjiān yuè cháng yuè bù hǎozhì.

顾客 采用激光治疗法吗？
Cǎiyòng jīguāng zhìliáofǎ ma?

医生 是的。
Shìde.

> '有些人 yǒuxiē rén'은 '어떤 사람들, 일부 사람들'의
> 뜻으로, 여기에서 '有些'는 대명사로 쓰여
> '어떤, 일부의 것(사람)'의 의미이다.

顾客 听说② 有些人治疗后出现黑斑颜色加重等副作用。
Tīngshuō yǒuxiē rén zhìliáo hòu chūxiàn hēibān yánsè jiāzhòng děng fùzuòyòng.

医生 我们使用最新的激光治疗仪器，您就不用担心了。
Wǒmen shǐyòng zuìxīn de jīguāng zhìliáo yíqì, nín jiù búyòng dānxīn le.

顾客 我最近脸上还长了几个青春痘儿。
Wǒ zuìjìn liǎn shang hái zhǎng le jǐ ge qīngchūndòur.

医生 我们有药物和激光相结合的治疗方法，效果不错。
Wǒmen yǒu yàowù hé jīguāng xiāng jiéhé de zhìliáo fāngfǎ, xiàoguǒ búcuò.

顾客 几次一个疗程？
Jǐ cì yí ge liáochéng?

医生 一般五次一个疗程，每周一次，严重的要做两个疗程。
Yìbān wǔ cì yí ge liáochéng, měizhōu yí cì, yánzhòng de yào zuò liǎng ge liáochéng.

顾客 治疗后应该注意些什么？
Zhìliáo hòu yīnggāi zhùyì xiē shénme?

医生 治疗后应该避免洗桑拿浴，最好③不要喝酒。
Zhìliáo hòu yīnggāi bìmiǎn xǐ sāngnáyù, zuìhǎo búyào hē jiǔ.

顾客 今天做完以后下次什么时间再来？
Jīntiān zuòwán yǐhòu xiàcì shénme shíjiān zài lái?

医生 一周以后再来吧，如④不能来，请提前告诉我们。
Yì zhōu yǐhòu zài lái ba, rú bù néng lái, qǐng tíqián gàosu wǒmen.

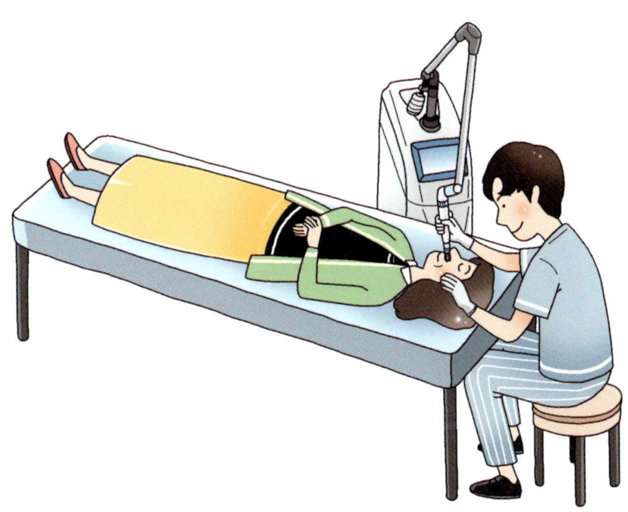

❶ 관용구 越……越……

두 개의 단어나 구 또는 복문의 두 절을 연결하여 뒤의 상황이 앞의 상황에 이어서 한층 심화됨을 나타내는데 우리말의 '~할수록 ~하다'에 해당한다. '越' 뒤에는 형용사나 동사(구) 또는 문장이 온다.

- 最近刚出现的黑斑好治些，时间 越 长 越 不好治。
  Zuìjìn gāng chūxiàn de hēibān hǎozhì xiē, shíjiān yuè cháng yuè bù hǎozhì.

- 所有的患者治疗 越 早 越 好。
  Suǒyǒu de huànzhě zhìliáo yuè zǎo yuè hǎo.

- 癌症 越 到晚期 越 不好治。
  Áizhèng yuè dào wǎnqī yuè bù hǎozhì.

❷ 동사 听说

동사 '听说'는 주로 문장 앞에 사용하며 우리말의 '듣는 바로는(듣자니, 들건대) ~이라 한다(하더라)'에 해당한다. 다른 사람에게 들은 말이나 일반적인 상황을 빗대어 말할 때 쓴다.

- 听说 有些人治疗后出现黑斑颜色加重等副作用。
  Tīngshuō yǒuxiē rén zhìliáo hòu chūxiàn hēibān yánsè jiāzhòng děng fùzuòyòng.

- 听说 他的医术很高。
  Tīngshuō tā de yīshù hěn gāo.

- 听说 这个医院很有名。
  Tīngshuō zhè ge yīyuàn hěn yǒumíng.

단어 癌症 áizhèng 명 암 | **晚期** wǎnqī 명 말기 | **医术** yīshù 명 의술

❸ 부사 最好

사물의 처리에 대한 가장 좋은 방법이나 바람, 건의를 나타낸다. 명령문에 많이 쓰이며 부정형식을 수식
하기도 한다. 우리말의 '가장 바람직한 것은, 제일 좋기는, ～하는 게 제일 좋다(바람직하다)'에 해당한다.

· 治疗后应该避免洗桑拿浴，**最好**不要喝酒。
  Zhìliáo hòu yīnggāi bìmiǎn xǐ sāngnáyù, zuìhǎo búyào hē jiǔ.

· 皮肤干燥的话，平时**最好**多喝水。
  Pífū gānzào de huà, píngshí zuìhǎo duō hē shuǐ.

· 有高血压的人**最好**多吃蔬菜、水果，少吃肥肉和盐。
  Yǒu gāoxuèyā de rén zuìhǎo duō chī shūcài、shuǐguǒ, shǎo chī féiròu hé yán.

❹ 접속사 如

접속사 '如'는 '如果(rúguǒ)'와 같은 의미로 가정을 나타내며 우리말의 '만약'에 해당한다.

· **如**不能来，请提前告诉我们。
  Rú bù néng lái, qǐng tíqián gàosu wǒmen.

· 作为大夫，**如**不认真就可能误诊。
  Zuòwéi dàifu, rú bú rènzhēn jiù kěnéng wùzhěn.

· 吃药以后**如**有过敏反应，请停止使用。
  Chī yào yǐhòu rú yǒu guòmǐn fǎnyìng, qǐng tíngzhǐ shǐyòng.

단어》》 干燥 gānzào 형 건조하다 | 蔬菜 shūcài 명 야채 | 肥肉 féiròu 명 비계, 비곗살 | 盐 yán 명 소금 |
误诊 wùzhěn 동 오진하다 | 停止 tíngzhǐ 동 멈추다

干性
gānxìng
건성

油性
yóuxìng
지성

混合性
hùnhéxìng
복합성

美白功能
měibái gōngnéng
미백 기능성

抗皱功能
kàngzhòu gōngnéng
주름 개선 기능성

弹力功能
tánlì gōngnéng
탄력 기능성

防晒霜
fángshàishuāng
선크림

磨砂膏
móshāgāo
각질제거제

面膜
miànmó
마스크 팩

≫ 一般激光治疗后可能有轻度，短暂性的疼痛、肿胀。

Yìbān jīguāng zhìliáo hòu kěnéng yǒu qīngdù, duǎnzànxìng de téngtòng、zhǒngzhàng.

일반적으로 레이저 치료 후 가볍고 일시적인 통증과 부기가 있을 수 있습니다.

≫ 一次即可淡化斑点，无色素沉淀，不会对皮肤造成伤害。

Yí cì jíkě dànhuà bāndiǎn, wú sèsù chéndiàn, bú huì duì pífū zàochéng shānghài.

한 번으로 반점이 연해지고 색소 침착이 없어질 수 있는데, 피부에는 해가 없습니다.

≫ 治疗色斑的同时具有收缩毛孔、治疗细纹、祛除面部黄色、

Zhìliáo sèbān de tóngshí jùyǒu shōusuō máokǒng、zhìliáo xìwén、qūchú miànbù huángsè、

改善肤色的效果。

gǎishàn fūsè de xiàoguǒ.

색소 반점을 치료하는 동시에 모공 수축, 잔주름 치료, 안면 황색 제거, 피부색 개선 효과가 있습니다.

단어▶ 轻度 qīngdù 형 경미한. 소폭의 ┃ 短暂性 duǎnzànxìng 형 일시적인 ┃ 肿胀 zhǒngzhàng 동 붓다. 부어오르다 ┃
淡化 dànhuà 동 연해지다. 엷어지다 ┃ 色素 sèsù 명 색소 ┃ 沉淀 chéndiàn 동 침전하다. 가라앉다 ┃
伤害 shānghài 동 (몸을) 상하게 하다 ┃ 色斑 sèbān 명 색소. 반점 ┃ 收缩 shōusuō 동 수축하다 ┃
毛孔 máokǒng 명 모공 ┃ 细纹 xìwén 명 잔주름 ┃ 改善 gǎishàn 동 개선하다 ┃ 肤色 fūsè 명 피부색

화장품

化妆品 huàzhuāngpǐn 화장품

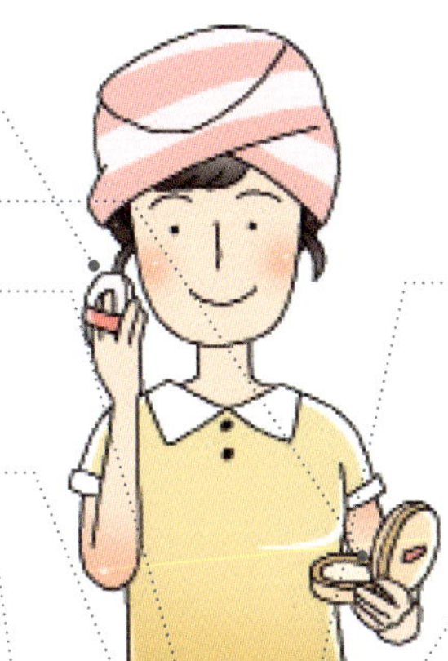

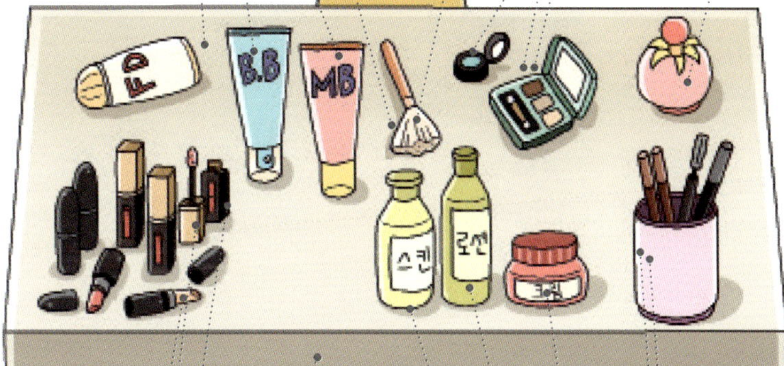

粉扑 fěnpū 퍼프. 분첩

气垫 qìdiàn 에어쿠션

散粉 sǎnfěn 루스파우더

BB霜 BBshuāng BB크림

隔离霜 gélíshuāng 메이크업 베이스

粉底霜 fěndǐshuāng 파운데이션

化妆刷 huàzhuāngshuā 메이크업 브러시

遮瑕膏 zhēxiágāo 컨실러

腮红 sāihóng 볼터치

眼影粉 yǎnyǐngfěn 아이섀도

香水 xiāngshuǐ 향수

口红 kǒuhóng 립스틱

唇彩 chúncǎi 틴트

润唇膏 rùnchúngāo 립글로스

(化)妆台 (huà)zhuāngtái 화장대

眉笔 méibǐ 아이브로우

眼线笔 yǎnxiànbǐ,
眼线膏 yǎnxiàngāo,
眼线液 yǎnxiànyè 아이라이너

营养霜 yíngyǎngshuāng 영양크림

乳液 rǔyè 로션

爽肤水 shuǎngfūshuǐ 토너. 스킨

1. 다음 빈칸에 들어갈 단어를 보기 에서 골라 문장을 완성하세요.

> 보기 　越……越……　　听说　　一般　　最好

❶ ＿＿＿＿ 有些人用激光治疗黑斑后，出现了副作用。

❷ ＿＿＿＿ 五次一个疗程，每周一次，严重的要做两个疗程。

❸ 治疗后应该避免洗桑拿浴，＿＿＿＿ 不要喝酒。

❹ 黑斑出现的时间 ＿＿＿＿ 长 ＿＿＿＿ 不好治。

2. 다음의 문장을 중국어로 번역하세요.

❶ 최근에 막 나타난 검은 반점은 치료가 쉽습니다.

____

❷ 듣건대 일부 사람들은 치료 후 검은 색소 침착이 가중되는 등의 부작용이 있다고 하던데요.

____

❸ 매주에 한 번, 심한 사람은 두 차례 치료 과정을 받아야 합니다.

____

❹ 만약 오실 수 없으면 사전에 미리 연락을 주세요.

____

3. 실무 회화에 근거하여 다음 질문에 답하세요.

❶ 黑斑什么时候治疗最好?

____

❷ 医生告诉顾客他们使用什么激光治疗仪器?

____

❸ 治疗青春痘儿需要几个疗程?

____

❹ 激光治疗后需要注意什么?

____

4. 실무 회화 내용을 활용하여, 다음 상황에 알맞은 대화를 만들어 직접 대화해 보세요.

| 장소 | 피부과 | 상황 | 미백 레이저 치료 |

참고단어 黑斑 / 激光治疗 / 副作用 / 疗程 / 桑拿浴

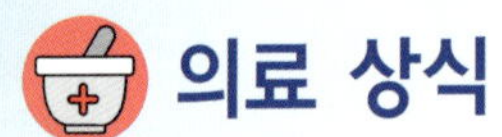

중국의 의료관광 현황

중국에는 세계 인구의 20%인 약 14억 5천만 명이 살고 있으며 고도성장에 따른 생활수준 향상과 고령화, 건강 및 웰빙에 대한 관심 증대 등으로 의료서비스에 대한 수요가 급증하고 있다. 특히 첨단 의료기술과 설비가 부족하고 사립병원의 평가가 좋지 않아 비용을 크게 고려하지 않는 중국의 부유층들은 해외의 수준 높은 의료서비스를 선호하고 있다.

이러한 배경 하에서 중국인 의료관광객은 2010년 285만 명에서 2014년 600만 명으로 증가했으며 연평균 20%로 의료관광객 수가 증가하고 있어 미국, 일본을 제치고 가장 많은 의료관광을 떠난 국가로 올라섰다. 중국인들이 선호하는 의료관광 목적지로는 스위스, 대만, 싱가포르, 일본, 홍콩, 한국 등이 꼽히고 있다. 한국관광공사의 자료에 근거하면 중국의 의료관광 목적지와 그 방문 목적으로는 스위스는 항노화와 부유층 대상 초고가 휴양상품, 대만은 건강검진, 싱가포르는 건강검진과 몰디브 지역으로의 휴양, 일본은 암과 치과 치료, 홍콩은 건강검진 및 일반치료, 한국은 성형과 피부미용 등의 치료를 받기 위해서라고 한다. 최근 언어소통이 자유로우면서도 선진 의료기술을 갖춘 대만의 선호도가 높아지고 있으며, 한국은 안티에이징 및 미용을 가장 선호하는 진료과목으로 꼽았다.

중국은 우리나라와 지리적으로 가까우며, 문화적 유사성이 높아 중국인 의료관광객은 우리나라 의료관광 시장에도 긍정적인 영향을 미칠 것으로 분석되고 있다. 이에 대한 결과로 2014년 8만 명의 중국인 의료관광객이 한국을 찾았다. 이렇듯 한국을 방문하는 중국인 관광객 수가 지속적으로 크게 증가하고 있기에 방한 중국인 의료관광객 역시 당분간 계속 증가할 것이라고 전망된다.

2009년 한국 정부가 의료관광객 유치를 위해 의료 목적의 외국인 입국을 허용한 이래로 현재 해외 의료관광객에게 신청절차가 간소화된 의료전용 비자제도를 실시하고 있으며, 의료관광객의 불안을 해소시키기 위해 한국관광공사에서는 안전보험(Safety Insurance) 서비스 제도를 마련하여, 이 보험에 가입한 의료관광객은 진료과정에서 발생한 의료문제에 대해 관련 기관을 통해 약정한 보험금을 지급받을 수 있게 되었다. 이러한 정부의 지원 하에 한국의 의료관광업은 빠른 속도로 발전하고 있으며, 매년 다양한 국가에서 한국으로 오는 의료관광객 수는 증가하고 있는 추세이다.

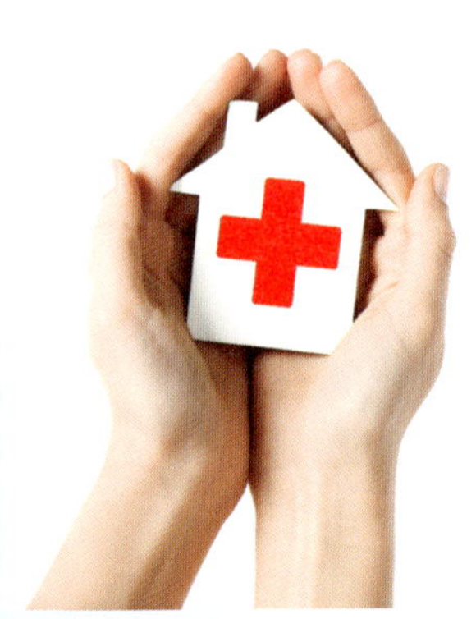

또한 한국관광공사는 중국인 의료관광객 유치와 한국 의료서비스의 이미지 개선을 위하여 중국 현지에서 한국 의료관광 설명회를 개최하고 있다. 특히 현지에서 인지도가 높은 미용성형 외에 건강검진, 치과, 안과 등 다양한 진료과목을 소개하여 현지 기반을 강화하기 위해 노력하고 있고 한국 의료기관 및 에이전시와 중국 현지 업계 관계자들 간의 비즈니스 미팅을 주선하여 비공식적 마케팅이 주를 이루는 중국시장에 공식적인 네트워크 구축을 지원하고 있다.

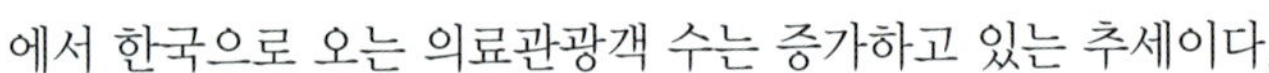

※ 출처: 힐링테마 한국의료관광 특집기사, KOTRA & globalwindow.org

✚ NCS 능력 단위 알기

※ 출처: 국가직무능력표준 NCS 홈페이지

NCS 능력 단위	환자 응대 관리	환자 응대 관리란 내원한 환자의 진료정보를 파악하고 진료를 위한 접수, 응대, 배웅 관리를 실행할 수 있는 능력이다.		
환자 응대 관리 3 환자 배웅하기		1. 진료 종료 후 환자의 불편사항과 문의사항을 파악하여 응대할 수 있다. 2. 환자가 주의사항을 이해했는지 파악하여 응대할 수 있다. 3. 주차 여부를 파악하여 필요시 주차편의에 대한 정보를 제공할 수 있다. 4. 필요에 따라 환자에게 주의사항을 한 번 더 설명하고 상냥하게 인사하고 배웅할 수 있다.		
	지식	• 임상 주의사항 관련 지식 • 진료 흐름도 관련 지식 • 의료서비스 매너에 관한 지식 • 의료 커뮤니케이션 관련 지식		
	기술	• 병원 정보 시스템 활용 능력		
	태도	• 환자를 이해하고 배려하는 태도 • 친절하고 신속 정확한 업무 처리 태도		

〈환자 응대 관리 3 – 환자 배웅하기〉 중국어 표현 익히기

1) **体检后请不要开车。** 검진 후에는 운전을 하지 마세요. 🎧 05-7
   Tǐjiǎn hòu qǐng búyào kāichē.

2) **体检后会出现不适感。** 검진 후에는 불편한 느낌이 들 수 있습니다.
   Tǐjiǎn hòu huì chūxiàn búshìgǎn.

3) **回家后多喝水，多休息。** 집에 돌아가신 후에는 물을 많이 드시고 푹 쉬세요.
   Huíjiā hòu duō hē shuǐ, duō xiūxi.

4) **体检后请吃易消化的食品。** 검진 후에는 소화가 잘 되는 음식을 드세요.
   Tǐjiǎn hòu qǐng chī yì xiāohuà de shípǐn.

5) **如有疑问，我们会提供翻译。** 궁금한 사항이 있으시면 통역을 제공해드립니다.
   Rú yǒu yíwèn, wǒmen huì tígōng fānyì.

6) **体检后我们免费提供粥。** 검진 후에는 죽을 무료로 제공해드립니다.
   Tǐjiǎn hòu wǒmen miǎnfèi tígōng zhōu.

水疗

스파(SPA)

메디컬 스파라고도 불리는 한국의 스파는 세계 최고 수준이라고 할 수 있어 기술과 비용, 효과면에서 모두 만족스러워 중국인 의료관광객 뿐만 아니라 세계인을 매료시키고 있다. 한국의 스파에 대해 궁금해하는 중국인 의료관광객에게 스파를 소개하고 알릴 수 있는 다양한 표현을 배워보자.

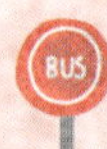
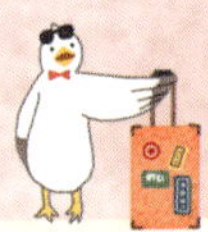

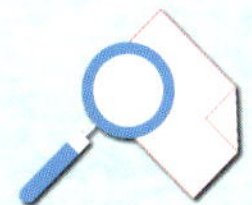 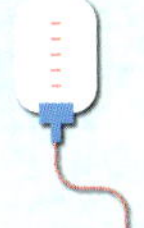 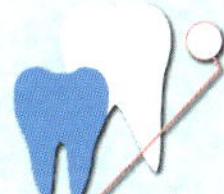 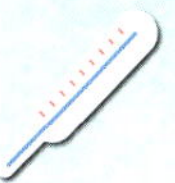

1. **身体水疗** 包括哪些项目？

2. **按摩** 时会痛吗？

3. 请您填一下 **表**。

1. 의문대명사 哪些

2. 방위명사 ……之后

3. 의문대명사 怎么

4. 부사 一起

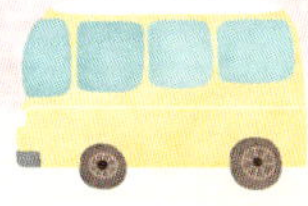

☐ 水疗	shuǐliáo	명	수치요법, SPA
☐ 护理员	hùlǐyuán	명	관리사
☐ 位	wèi	양	분. 명 [사람을 세는 단위로 공경의 뜻을 내포함]
☐ 欢迎光临	huānyíng guānglín		어서 오세요
☐ 哪些	nǎxiē	대	어떤(어느) ～들 [복수를 나타냄]
☐ 脸部	liǎnbù	명	얼굴. 안면
☐ 身体	shēntǐ	명	몸. 신체
☐ 包括	bāokuò	동	포함하다. 포괄하다
☐ 浴池	yùchí	명	욕조
☐ 泡	pào	동	물(액체)에 담가 두다
☐ 舒缓	shūhuǎn	형	온화하다. 완만하다
☐ 指压	zhǐyā	명	지압
☐ 按摩	ànmó	동	안마하다. 마사지하다
☐ 适应	shìyìng	동	적응하다
☐ 舒服	shūfu	형	(몸·마음이) 편안하다. 가뿐하다
☐ 腹部	fùbù	명	배. 복부
☐ 手臂	shǒubì	명	팔뚝
☐ 护理	hùlǐ	동	돌보다. 보호 관리하다

▶▶ 이 과의 주요 표현을 미리 듣고 읽고 학습해보세요.

1. 身体水疗 包括哪些项目？

> 脸部水疗
> 腹部水疗
> 颈部水疗

2. 按摩 时会痛吗？

> 指压
> 推拿
> 针灸

3. 请您填一下 表 。

> 问卷
> 咨询表
> 体检表

단어▶▶ 颈部 jǐngbù 명 목 부위 ┃ 推拿 tuīná 명 추나(요법) ┃ 针灸 zhēnjiǔ 명 침구. 침과 뜸 ┃ 问卷 wènjuàn 명 설문지 ┃
咨询表 zīxúnbiǎo 명 상담표 ┃ 体检表 tǐjiǎnbiǎo 명 검진표

▶▶ 두 명의 고객이 안면과 전신 스파를 받기 위해 상담 중이다.

护理员　两位，欢迎光临。
Liǎng wèi, huānyíng guānglín.

顾客　你们有哪些① 水疗项目？
Nǐmen yǒu nǎxiē shuǐliáo xiàngmù?

> 일반적으로 사람을 세는 양사는 '个 ge'이나,
> 높여 쓰고 싶을 때에는 양사 '位 wèi'를 쓴다.

护理员　我们这里有脸部水疗：80分钟。身体水疗：120分钟。
Wǒmen zhèlǐ yǒu liǎnbù shuǐliáo: bāshí fēnzhōng. Shēntǐ shuǐliáo: yìbǎi èrshí fēnzhōng.

顾客　身体水疗包括哪些项目？
Shēntǐ shuǐliáo bāokuò nǎxiē xiàngmù?

护理员　先在浴池里泡20分钟，舒缓身体，然后进行指压按摩。
Xiān zài yùchí li pào èrshí fēnzhōng, shūhuǎn shēntǐ, ránhòu jìnxíng zhǐyā ànmó.

顾客　按摩时会痛吗？
Ànmó shí huì tòng ma?

护理员　开始的时候会有点儿痛，但适应之后② 会觉得很舒服。
Kāishǐ de shíhou huì yǒudiǎnr tòng, dàn shìyìng zhīhòu huì juéde hěn shūfu.

顾客　那脸部水疗怎么③ 做呢？
Nà liǎnbù shuǐliáo zěnme zuò ne?

护理员　疗程包括脸部、腹部和手臂的护理。
Liáochéng bāokuò liǎnbù、fùbù hé shǒubì de hùlǐ.

顾客　　我们还是做脸部水疗吧！

Wǒmen háishi zuò liǎnbù shuǐliáo ba!

护理员　　好的。请您填一下表。

Hǎode. Qǐng nín tián yíxià biǎo.

顾客　　有两个人一起④做的房间吗?

Yǒu liǎng ge rén yìqǐ zuò de fángjiān ma?

护理员　　有的。请跟我来。

Yǒu de. Qǐng gēn wǒ lái.

'跟我来 gēn wǒ lái'는 '저를 따라 오세요'의 뜻으로
'跟'은 동사로 '따라가다, 좇아가다'의 의미가 있다.

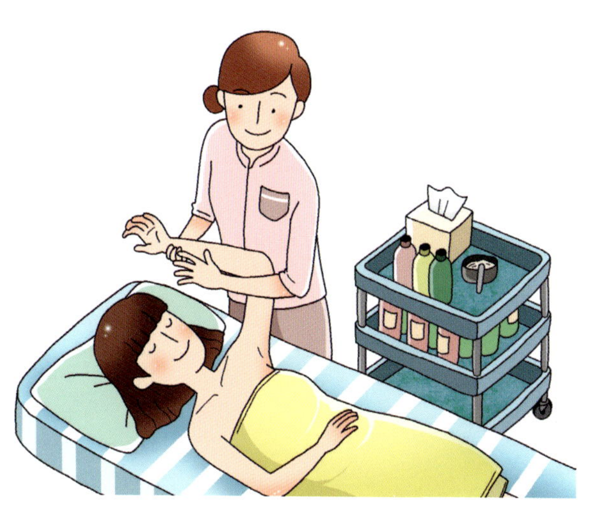

❶ 의문대명사 哪些

'哪'는 의문대명사로 '어떤, 어느 것'의 의미로 해석하고, 복수일 경우에 뒤에 '些'를 동반하여 사용한다.

· 你们有 哪些 水疗项目?
  Nǐmén yǒu nǎxiē shuǐliáo xiàngmù?

· 医院会员有 哪些 优惠?
  Yīyuàn huìyuán yǒu nǎxiē yōuhuì?

· 荷尔蒙疗法有 哪些 作用?
  Hé'ěrméng liáofǎ yǒu nǎxiē zuòyòng?

❷ 방위명사 ……之后

우리말로 '~한 후'라는 뜻을 나타내는데, 사건이나 일 등이 발생한 직후의 시점이라고 이해하면 된다.
수량사 또는 나이, 시간, 공간을 나타내는 시간명사나 동사 뒤에 위치한다.

· 适应 之后 会觉得很舒服。
  Shìyìng zhīhòu huì juéde hěn shūfu.

· 这个检查做完 之后 不能开车。
  Zhè ge jiǎnchá zuòwán zhīhòu bù néng kāichē.

· 回去 之后 多喝水多排尿。
  Huíqù zhīhòu duō hē shuǐ duō páiniào.

단어 会员 huìyuán 명 회원 | 优惠 yōuhuì 형 특혜의. 우대의 | 荷尔蒙 hé'ěrméng 명 호르몬 |
疗法 liáofǎ 명 치료법. 요법 | 作用 zuòyòng 명 작용. 효과. 효용 | 开车 kāichē 동 운전하다 |
排尿 páiniào 동 소변을 배출하다. 배뇨하다

❸ 의문대명사 **怎么**

'怎么'는 의문대명사로 다음의 두 가지 뜻이 있다.

---

1) '怎么 + 동사'의 형태로 쓰일 경우 '어떻게'로 해석하며 동작의 방법이나 방식을 묻는다.

· 脸部水疗 怎么 做呢？　Liǎnbù shuǐliáo zěnme zuò ne?
· 加入会员要 怎么 申请？　Jiārù huìyuán yào zěnme shēnqǐng?

---

2) '어째서, 왜'의 뜻으로 원인이나 이유 등을 물을 때도 사용된다. 이때는 '为什么'로 대체 가능하다.

· 你 怎么 不去做足疗？　Nǐ zěnme bú qù zuò zúliáo?

---

❹ 부사 **一起**

'一起'는 동작 행위가 발생하거나 존재하는 범위를 나타내는 부사로 동사 앞에 위치하여 '같이, 더불어, 함께'의 의미로 사용된다.

· 有两个人 一起 做的房间吗？
  Yǒu liǎng ge rén yìqǐ zuò de fángjiān ma?

· 我们两个人的费用 一起 算吧！
  Wǒmen liǎng ge rén de fèiyòng yìqǐ suàn ba!

· 脸部和颈部护理 一起 做的话，有八折优惠。
  Liǎnbù hé jǐngbù hùlǐ yìqǐ zuò de huà, yǒu bā zhé yōuhuì.

단어 〉〉〉 **加入** jiārù 동 가입하다. 참가하다 ｜ **申请** shēnqǐng 동 신청하다 ｜ **足疗** zúliáo 명 발 마사지 ｜

算 동 suàn 계산하다 ｜ **八折优惠** bā zhé yōuhuì 20% 할인 혜택이 있다

浸浴 jìnyù 물에 담가서 씻다	**淋浴** línyù 샤워하다	**温度刺激** wēndù cìjī 온도 자극
毛孔清洁 máokǒng qīngjié 모공 청소	**精油** jīngyóu 아로마(오일)	**去角质** qù jiǎozhì 각질을 제거하다
敷面膜 fū miànmó 마사지 팩을 하다	**毒素** dúsù 독소	**血液循环** xuèyè xúnhuán 혈액 순환

➡ **水疗有肌肉放松、促进血液循环等功效。**

Shuǐliáo yǒu jīròu fàngsōng、cùjìn xuèyè xúnhuán děng gōngxiào.

스파는 근육을 이완시키고 혈액 순환 등을 촉진시키는 효과가 있습니다.

➡ **背部护理可以舒缓背部肌肤紧张感、消除疲劳。**

Bèibù hùlǐ kěyǐ shūhuǎn bèibù jīfū jǐnzhānggǎn、xiāochú píláo.

등 관리는 등 근육과 피부의 긴장감을 풀어주고 피로를 없애줄 수 있습니다.

➡ **请提前预约。**

Qǐng tíqián yùyuē.

미리 예약해주십시오.

단어 肌肉 jīròu 명 근육 ┃ 放松 fàngsōng 동 이완시키다. 풀다 ┃ 促进 cùjìn 동 촉진시키다 ┃

功效 gōngxiào 명 효능. 효과 ┃ 消除 xiāochú 동 해소하다. 없애다 ┃ 疲劳 píláo 형 피로하다

스파(SPA)

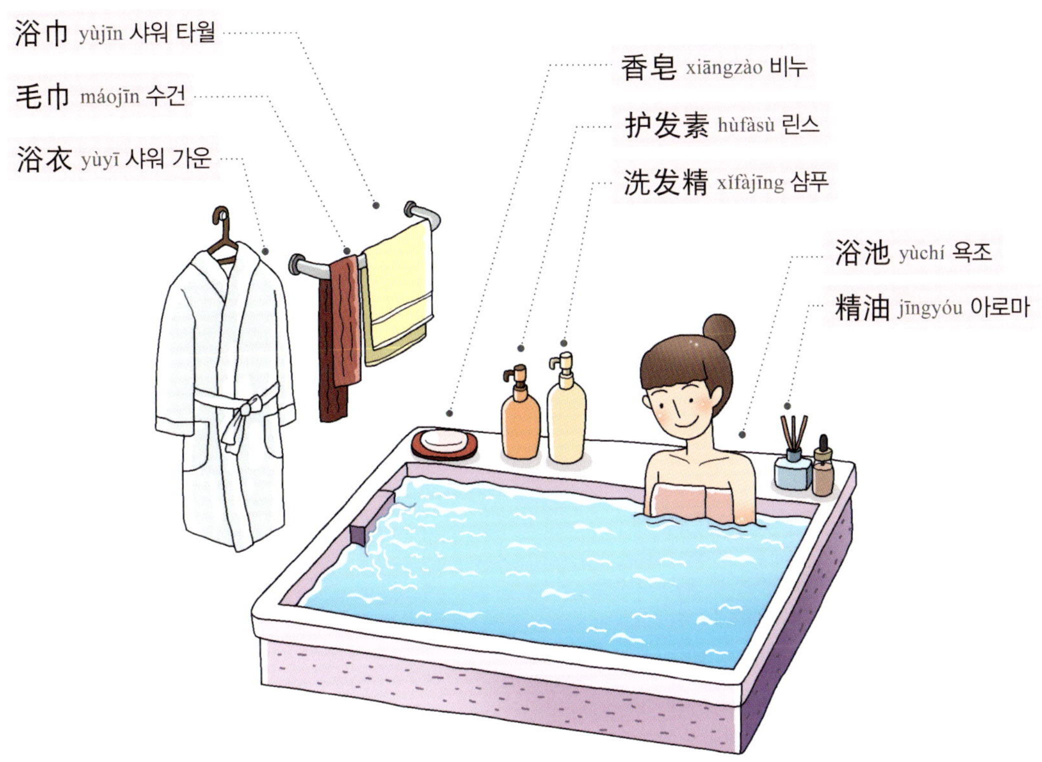
浴巾 yùjīn 샤워 타월
毛巾 máojīn 수건
浴衣 yùyī 샤워 가운
香皂 xiāngzào 비누
护发素 hùfàsù 린스
洗发精 xǐfàjīng 샴푸
浴池 yùchí 욕조
精油 jīngyóu 아로마

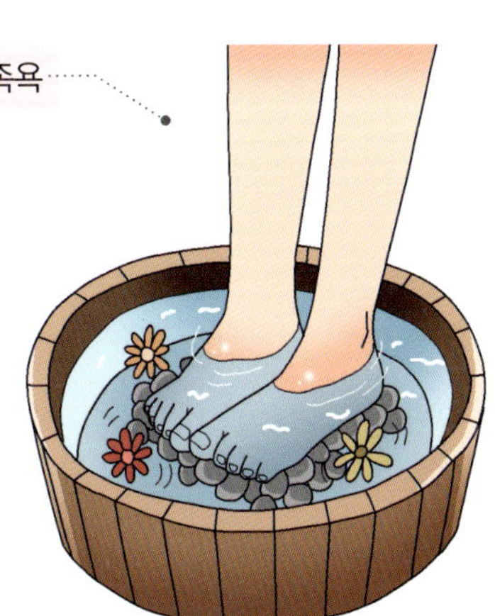
足浴 zúyù 족욕

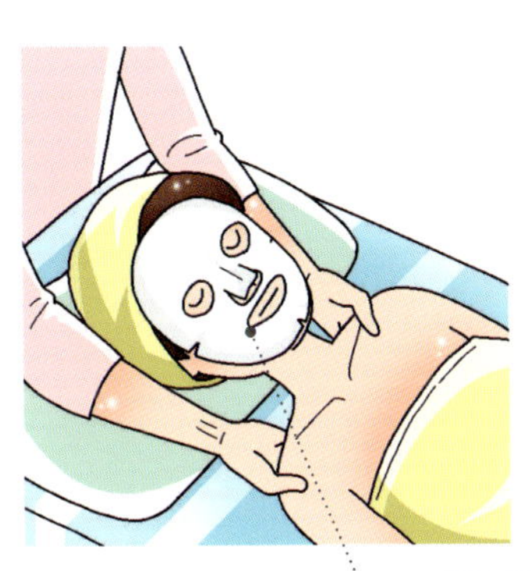

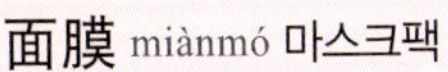
面膜 miànmó 마스크팩

1. 다음 빈칸에 들어갈 단어를 [보기] 에서 골라 문장을 완성하세요.

> [보기]　　哪些　　……之后　　怎么　　还是

❶ 脸部水疗　　　　做?

❷ A: 我们这里有脸部水疗、身体水疗，你们想做哪种?

　　 B: 我们　　　　做脸部水疗吧！

❸ 身体水疗包括　　　　项目?

❹ 开始的时候会有点儿痛，但适应　　　　会觉得很舒服。

2. 아래의 문장을 중국어로 번역하세요.

❶ 먼저 몸을 편안하게 한 후 지압 안마를 진행합니다.

____

❷ 지압 안마에 적응한 후에는 편안함을 느끼실 겁니다.

____

❸ 저희는 안면스파와 전신스파가 있습니다.

____

❹ 두 사람이 함께 받을 수 있는 방이 있나요?

____

3. 실무 회화에 근거하여 다음 질문에 답하세요.

❶ 水疗都有哪些项目?

❷ 身体水疗包括哪些项目?

❸ 顾客决定做什么水疗?

❹ 脸部水疗怎么做?

4. 실무 회화 내용을 활용하여, 다음 상황에 알맞은 대화를 만들어 직접 대화해 보세요.

장소   SPA   상황   스파 프로그램

참고단어   脸部水疗 / 身体水疗 / 指压按摩

한국의 스파(SPA)

스파(SPA)란 목욕시설과 미용시설을 비롯하여 심신안정을 위한 다양한 시설 등이 갖추어진 곳을 일컫는데, 이 스파라는 명칭의 유래는 로마시대부터 광천수로 유명한 벨기에의 휴양지 'Spau'라는 마을 이름에서 따왔다는 설이 유력하다. 본래는 물을 이용한 건강 증진 및 질병 치료를 가리키는 말이었는데, 최근에는 그 의미가 마사지를 포함하여 미용 분야까지 확대되었고, 치료의 효과까지 갖추었다고 해서 메디컬스파라는 명칭도 생겨났다.

메디컬스파의 성장과 연결되어 진화하고 있는 것이 바로 의료관광이다. 국내에서 의료관광은 도입기라 할 수 있지만 동남아의 의료관광은 이미 전성기에 들어섰다. 그 중 싱가포르와 태국이 가장 유명하며 싱가포르가 의료 중심의 의료관광을 선보이고 있다면 태국은 관광 중심의 의료관광 형태를 보인다. 태국의 스파테라피는 전통마사지를 중심으로 아로마 테라피, 스킨케어, 요가, 명상, 침술 등 현대와 전통이 결합된 다양한 치료요법을 제공한다. 방콕에 소재한 성카를로스센터는 질병 치료 및 예방을 중심으로 아시아 최초의 메디컬스파로 자리하고 있다. 이곳에서는 서양의 최신 의료기술과 동양의 허브치료, 스파, 마사지 등 전통 치료술을 결합해 치료 및 예방 서비스를 제공하고 있다.

한국보건산업진흥원의 자료에 의하면 전 세계적으로 의료관광 수요가 빠르게 증가하고 있으며 특히 중국 내 건강에 대한 관심이 높아짐에 따라 2015년 기준 약 2천만 명의 중국인 환자들이 의료관광을 경험했다고 한다. 이러한 의료관광의 활성화는 메디컬스파나 일반스파에도 영향을 미칠 것으로 보인다. 우리나라 스파는 현재 강남과 명동 지역에서 주로 이뤄지고 있으며 이들은 한류의 영향을 받은 동남아 관광객 혹은 국내의 앞선 의료기술을 인정한 해외 관광객들로 피부과, 성형외과, 스파를 방문한다. 아직은 시작단계에 불과하지만 이러한 해외 관광객들을 대상으로 우리 고유의 특화된 양질의 프로그램 개발 및 서비스 개발이 중요시된다.

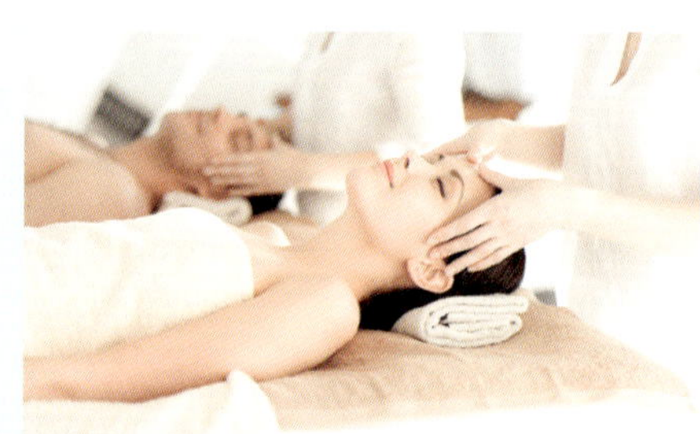

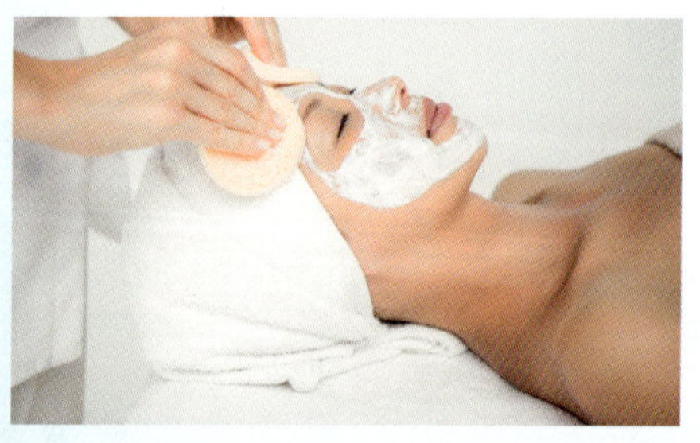

국내의 스파로는 2007년 기준 호텔스파 15곳, 리조트스파 12곳, 데이스파 104곳, 의료시설이 갖춰진 메디컬스파 18곳 등이 있다. 국내에서도 메디컬스파의 성장이 빠르게 이루어지고 있으며 여러 데이스파나 호텔스파에서 메디컬스파를 접목한 형태로 운영되고 있다.

스파 상식 : 스파를 할 때에는 자신의 체질이나 몸의 상태를 고려하여야 한다. 식사 직후나 술을 마신 직후에 하는 것은 삼가야 한다. 오전에는 따뜻한 물을, 오후에는 미지근한 물을 이용하는 것이 좋다. 탕 안에 들어갈 경우에는 10분 정도의 입욕(入浴)과 20분 정도의 휴식을 2~3회 반복하는 것이 좋다. 온천수나 해수인 경우에는 젖은 몸을 자연 건조시키는 것이 피부에 좋다.

※ 출처: [네이버 지식백과] 스파(spa) (두산백과), 《의료관광과 연계한 메디컬 스파의 발전》 논문

✚ NCS 능력 단위 알기

※ 출처: 국가직무능력표준 NCS 홈페이지

NCS 능력 단위	환자 서비스 관리	환자 서비스 관리란 내원한 환자의 정보를 파악하고, 서비스 접점별 매뉴얼을 작성하여 환자를 효율적으로 관리할 수 있는 능력이다.	
환자 서비스 관리 1 환자 정보 분류하기		1. 내원여부에 따라 초진환자와 재진환자로 분류할 수 있다. 2. 진료유형에 따라 외래환자와 입원환자로 분류할 수 있다. 3. 환자가 작성한 문진표에 따라 진료과별로 환자를 분류할 수 있다. 4. 환자의 요구사항에 따라 유형을 분류할 수 있다.	
	지식	• 진료 흐름도 관련 지식 • 환자의 유형 분류에 관한 지식	
	기술	• 환자 자료 작성을 위한 문서화 능력	
	태도	• 환자 정보를 정확하게 이해하는 자세 • 환자에게 신뢰감을 주는 태도 • 환자의 개인정보를 보호하는 태도	

〈환자 서비스 관리 1 – 환자 정보 분류하기〉 중국어 표현 익히기

1) **您得去〇〇科。(内科、外科、皮肤科)** 🎧 06-7

Nín děi qù OOkē.(nèikē、wàikē、pífūkē)

환자분께서는 〇〇과로 가주세요.(내과, 외과, 피부과)

2) **您要去的科在二楼。** 환자분께서 가셔야 할 과는 2층에 있습니다.

Nín yào qù de kē zài èr lóu.

3) **手术前一天您需要住院。** 수술 하루 전에는 입원하셔야 합니다.

Shǒushù qián yì tiān nín xūyào zhùyuàn.

4) **住院后会有一些基本检查。** 입원 후에는 몇 가지 기본 검사를 받을 수 있습니다.

Zhùyuàn hòu huì yǒu yìxiē jīběn jiǎnchá.

5) **你家有什么遗传病史吗？** 집안에 유전병력이 있으십니까?

Nǐ jiā yǒu shénme yíchuán bìngshǐ ma?

6) **您要住一人间还是多人间？** 1인실에 묵으시겠습니까 아니면 다인실에 묵으시겠습니까?

Nín yào zhù yìrénjiān háishi duōrénjiān?

牙齿美白和矫正

치아 미백과 교정

학습 내용

한국의 치과 치료 기술을 세계적인 수준이라고 할 만큼 기술적인 면뿐 아니라 치아 관리 및 시술면에서도 높은 평가를 받고 있어 중국인 의료관광객을 불러 모으는 데에 큰 역할을 하고 있다. 치과 치료 및 관리 등에 관련된 다양한 표현을 익혀보고 활용해보자.

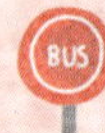

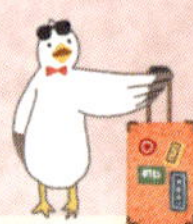

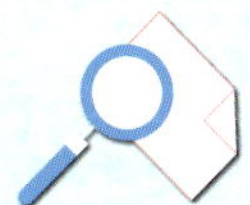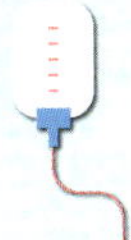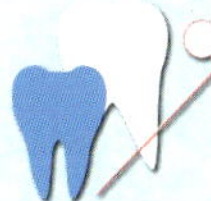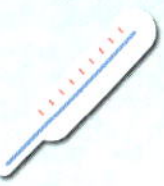

주요 표현

1. 您先 洗牙 ，再进行 检查 吧！

2. 有什么 好处 呢？

3. 矫正 需要多长时间？

주요 어법

1. 부사 倒是

2. 접속사 但(是)

3. 접속사 既……又……

4. 지속태 着

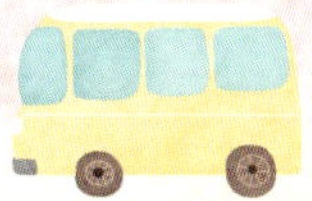

□	牙齿	yáchǐ	명	치아
□	矫正	jiǎozhèng	동	교정하다, 바로잡다
□	洗牙	xǐyá	명 동	스케일링(하다)
□	涂抹	túmǒ	동	칠하다, 바르다, 도포하다
□	弗素	fúsù	명	불소
□	检查	jiǎnchá	동	검사하다
□	蛀牙	zhùyá	명	충치 (= 龋齿 qǔchǐ)
□	倒是	dàoshì	부	도리어, 오히려 [일반적인 상황과 반대됨]
□	变色	biànsè	동	변색되다
□	排列	páiliè	동	배열하다
□	齐	qí	형	가지런하다
□	建议	jiànyì	동	제안하다. 건의하다
□	隐形	yǐnxíng	형	모습을 감추다, 투명하다
□	透明	tòumíng	형	투명하다
□	矫正器	jiǎozhèngqì	명	교정기
□	轻便	qīngbiàn	형	(사용 따위가) 간편하다. 편리하다
□	美观	měiguān	형	보기 좋다, 예쁘다
□	摘	zhāi	동	벗다
□	戴	dài	동	끼다, 착용하다
□	复查	fùchá	동	재검사하다

▶▶ 이 과의 주요 표현을 미리 듣고 읽고 학습해보세요.

1. 您先 洗牙，再进行 检查 吧！

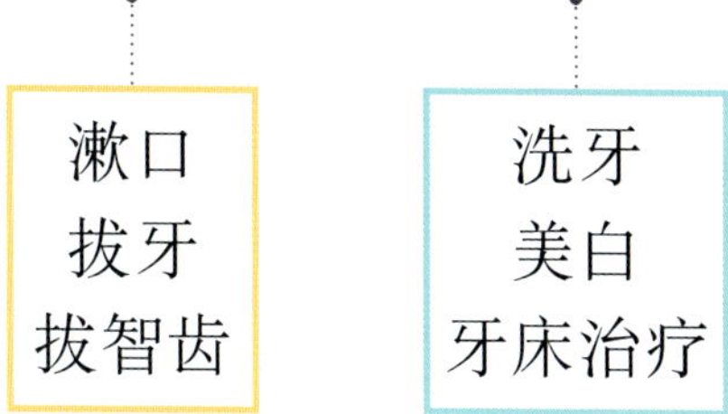

2. 有什么 好处 呢?

效果
问题
注意事项

3. 矫正 需要多长时间?

恢复
住院
疗养

단어 ▶▶ **漱口** shùkǒu 동　양치질하다 ｜ **拔牙** báyá 이를 빼다 ｜ **智齿** zhìchǐ 명　사랑니 ｜ **牙床** yáchuáng 명　잇몸 ｜

注意事项 zhùyì shìxiàng 주의사항 ｜ **疗养** liáoyǎng 동　요양하다. 쉬다

▶▶ 치아 미백과 투명 교정을 위해 의사와 상담을 하고 있다.

顾客　我想做牙齿美白。
Wǒ xiǎng zuò yáchǐ měibái.

医生　您先洗牙、涂抹弗素，再进行检查吧！
Nín xiān xǐyá、túmǒ fúsù, zài jìnxíng jiǎnchá ba!

> '先 A 再 B'는
> '먼저 A하고 다시 B하다'는
> 뜻의 고정구이다.

顾客　好的。
Hǎo de.

医生　蛀牙倒是①没有，但②牙齿有点儿变色和排列不齐。
Zhùyá dàoshì méiyǒu, dàn yáchǐ yǒudiǎnr biànsè hé páiliè bù qí.

顾客　是吗？
Shì ma?

医生　建议您做牙齿美白的同时做隐形矫正。
Jiànyì nín zuò yáchǐ měibái de tóngshí zuò yǐnxíng jiǎozhèng.

顾客　隐形矫正？有什么好处呢？
Yǐnxíng jiǎozhèng? Yǒu shénme hǎochù ne?

医生　它使用一种透明的矫正器来矫正，既轻便又③美观。
Tā shǐyòng yìzhǒng tòumíng de jiǎozhèngqì lái jiǎozhèng, jì qīngbiàn yòu měiguān.

顾客　吃东西没问题吗？
Chī dōngxi méi wèntí ma?

医生　吃饭时要摘下来，其他时间都戴着④。
Chī fàn shí yào zhāixiàlai, qítā shíjiān dōu dàizhe.

顾客   矫正需要多长时间？
Jiǎozhèng xūyào duōcháng shíjiān?

医生   六个月就可以。您可以把6个月的矫正器都带回国。
Liù ge yuè jiù kěyǐ. Nín kěyǐ bǎ liù ge yuè de jiǎozhèngqì dōu dài huíguó.

6个月后，您最好再来复查一下。
Liù ge yuè hòu, nín zuìhǎo zài lái fùchá yíxià.

顾客   好的。
Hǎo de.

양사 '一下'는 '동사＋一下'의 형태로 동사 뒤에 쓰여 동량사가 되며, 우리말의 '좀 ～하다'의 뜻을 나타낸다. 동량사는 동작을 세는 양사를 가리킨다.

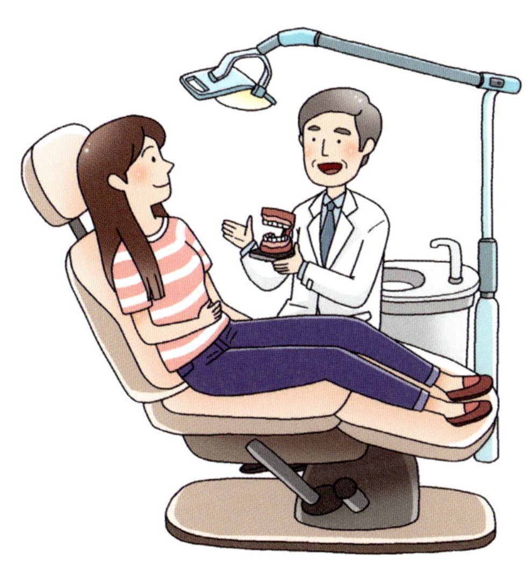

❶ 부사 倒是

부사 '倒是'는 '도리어, 오히려'의 뜻으로 일반적인 상황과 상반됨을 나타낸다. 여기에서 '是'는 생략 가능하다.

· 蛀牙 倒是 没有，但牙齿有点儿变色和排列不齐。
  Zhùyá dàoshì méiyǒu, dàn yáchǐ yǒudiǎnr biànsè hé páiliè bù qí.

· 嚼食物时 倒(是) 不疼，但会酸。
  Jiáo shíwù shí dào(shì) bù téng, dàn huì suān.

· 喝水 倒 没问题，但不要喝太冰或太热的水。
  Hē shuǐ dào méi wèntí, dàn búyào hē tài bīng huò tài rè de shuǐ.

❷ 접속사 但(是)

'但(是)'는 전환을 나타내는 접속사로 우리말 뜻은 '그러나, 그렇지만'으로 해석하고 문장에서 주로 '虽然', '尽管' 등과 호응하여 쓰인다. 여기에서 '是'는 생략 가능하다.

· 蛀牙倒是没有，但牙齿有点儿变色和排列不齐。
  Zhùyá dàoshì méiyǒu, dàn yáchǐ yǒudiǎnr biànsè hé páiliè bù qí.

· 下次预约时间定在两个星期后，但可以变更。
  Xiàcì yùyuē shíjiān dìngzài liǎng ge xīngqī hòu, dàn kěyǐ biàngēng.

· 您可以选择美白治疗，但需要几个月的时间。
  Nín kěyǐ xuǎnzé měibái zhìliáo, dàn xūyào jǐ ge yuè de shíjiān.

단어　嚼 jiáo 동 씹다 ｜ 酸 suān 형 (이가) 시큰시큰하다. 시리다 ｜ 变更 biàngēng 동 변경하다 ｜
选择 xuǎnzé 동 고르다. 선택하다

❸ 접속사 既……又……

'~할 뿐만 아니라, 또 ~하다'는 뜻의 접속사로 몇 가지 상황이나 성질이 동시에 존재함을 나타낸다.
'不仅……而且……'와 의미가 비슷하다.

- 它使用一种透明的矫正器来矫正，既 轻便又 美观。
  Tā shǐyòng yìzhǒng tòumíng de jiǎozhèngqì lái jiǎozhèng, jì qīngbiàn yòu měiguān.

- 隐形矫正 既 美观，又 摘戴方便。
  Yǐnxíng jiǎozhèng jì měiguān, yòu zhāidài fāngbiàn.

- 定期检查牙齿 既 可预防龋齿，又 可保持牙齿健康。
  Dìngqī jiǎnchá yáchǐ jì kě yùfáng qǔchǐ, yòu kě bǎochí yáchǐ jiànkāng.

❹ 지속태 着

'着'는 동사 뒤에 위치하여 동작, 행위의 발생 결과나 상태가 지속되는 것을 나타낸다.

- 吃饭时要摘下来，其他时间都戴 着。
  Chī fàn shí yào zhāixiàlai, qítā shíjiān dōu dàizhe.

- 请在治疗椅上躺 着 等一下。
  Qǐng zài zhìliáoyǐ shang tǎngzhe děng yíxià.

- 我们在诊疗室坐 着 谈谈吧。
  Wǒmen zài zhěnliáoshì zuòzhe tántan ba.

Tip) 부정은 '着'를 제거 후 동사 앞에 '没有'를 쓴다.
예 他今天没有 戴矫正器。　Tā jīntiān méiyǒu dài jiǎozhèngqì.

단어》》 摘戴 zhāidài 동 벗고 끼다(착용하다) | 定期检查 dìngqī jiǎnchá 정기 검사 | 预防 yùfáng 동 예방하다 |
龋齿 qǔchǐ 명 충치 | 保持 bǎochí 동 유지하다 | 治疗椅 zhìliáoyǐ 명 진료의자

门牙 ményá 앞니	智齿 zhìchǐ 사랑니	犬齿 quǎnchǐ 송곳니(= 虎牙 hǔyá)
龋齿 qǔchǐ 충치	假牙 jiǎyá 틀니	植牙 zhíyá 임플란트
牙龈 yáyín 잇몸(= 牙床 yáchuáng)	齿垢 chǐgòu 치석	口臭 kǒuchòu 입 냄새

▶▶ **请把口张大一些。**

Qǐng bǎ kǒu zhāngdà yìxiē.

입을 좀 크게 벌려 주세요.

▶▶ **治疗时，觉得疼的话，请举手。**

Zhìliáo shí, juéde téng de huà, qǐng jǔshǒu.

치료할 때 아프면 손을 들어 주십시오.

▶▶ **您今天洗了牙，牙齿可能会发酸。**

Nín jīntiān xǐ le yá, yáchǐ kěnéng huì fāsuān.

오늘 스켈링을 받아서 아마도 이가 시릴 수 있습니다.

단어 ▶▶ **张大** zhāngdà 동 크게 벌리다 ｜ **举手** jǔshǒu 동 손을 들다 ｜ **发酸** fāsuān 동 시큰거리다. 시리다

치과

牙科 yákē 치과

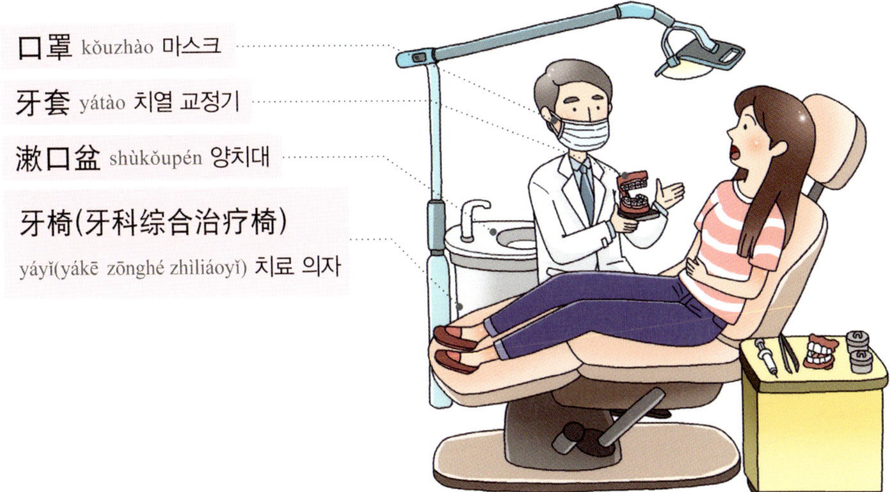

口罩 kǒuzhào 마스크
牙套 yátào 치열 교정기
漱口盆 shùkǒupén 양치대
牙椅(牙科综合治疗椅)
yáyǐ(yákē zōnghé zhìliáoyǐ) 치료 의자

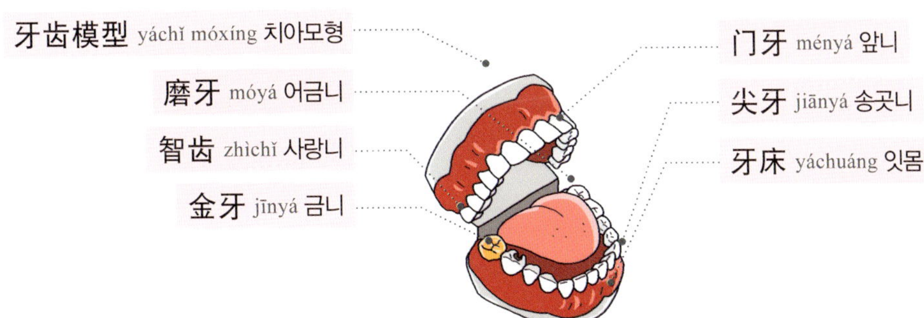

牙齿模型 yáchǐ móxíng 치아모형
磨牙 móyá 어금니
智齿 zhìchǐ 사랑니
金牙 jīnyá 금니

门牙 ményá 앞니
尖牙 jiānyá 송곳니
牙床 yáchuáng 잇몸

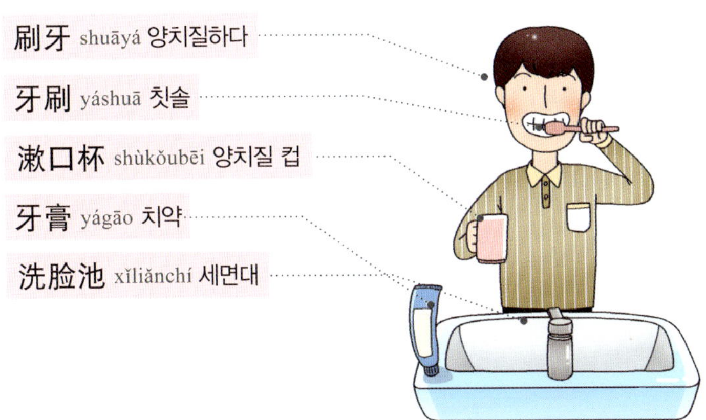

刷牙 shuāyá 양치질하다
牙刷 yáshuā 칫솔
漱口杯 shùkǒubēi 양치질 컵
牙膏 yágāo 치약
洗脸池 xǐliǎnchí 세면대

1. 다음 빈칸에 들어갈 단어를 보기에서 골라 문장을 완성하세요.

> 보기   倒是   摘下来   先……再……   既……又……

❶ 您　　　　洗牙、涂抹弗素，　　　　进行检查吧！

❷ 蛀牙　　　　没有，但牙齿有点儿变色。

❸ 吃饭时要　　　　，其他时间都戴着。

❹ 隐形矫正　　　　轻便　　　　美观。

2. 다음의 문장을 중국어로 번역하세요.

❶ 저는 치아 미백을 하고 싶습니다.

____

❷ 교정 시간이 얼마나 필요한가요?

____

❸ 음식을 먹을 때 문제가 없을까요?

____

❹ 투명 교정은 어떤 좋은 점이 있나요?

____

3. 실무 회화에 근거하여 다음 질문에 답하세요.

❶ 顾客的牙齿有什么问题?

____

❷ 医生建议顾客做什么样的治疗?

____

❸ 隐形矫正有什么好处?

____

❹ 隐形矫正需要多长时间?

____

4. 실무 회화 내용을 활용하여, 다음 상황에 알맞은 대화를 만들어 직접 대화해 보세요.

| 장소 | 치과 | 상황 | 치아 검사 및 미백 치료 |

참고단어 检查 / 蛀牙 / 美白 / 洗牙 / 矫正

메디텔(Meditel)

메디텔(Meditel)은 의학을 뜻하는 Medical과 hotel의 합성어로, 의료와 숙박 시설을 겸한 의료관광호텔을 말한다. 의료를 목적으로 오는 외국인 환자가 국내에 장기간 체류하면서 치료에서 숙박까지 보다 안정적으로 고품질의 의료서비스를 제공받기 위한 공간으로, 병원과 호텔을 따로 예약하지 않고 병원 예약 한 번으로 치료와 숙박을 해결할 수 있어 관광산업도 동시에 증진시킬 수 있는 고부가가치 산업이다.

우리나라의 경우 한국을 의료관광 허브로 키운다는 계획에 따라 2009년부터 메디텔 관련 정책이 추진돼 왔으나 이후 논의가 지지부진해졌고, 그러다 2013년 12월 제4차 무역투자진흥회의에서 메디텔을 도입하는 것으로 결론이 내려지면서 설립 조항 등이 완화되어 추진되고 있어, 이에 의료관광호텔, 즉 메디텔 건립을 추진하는 병원들이 많아지고 있다.

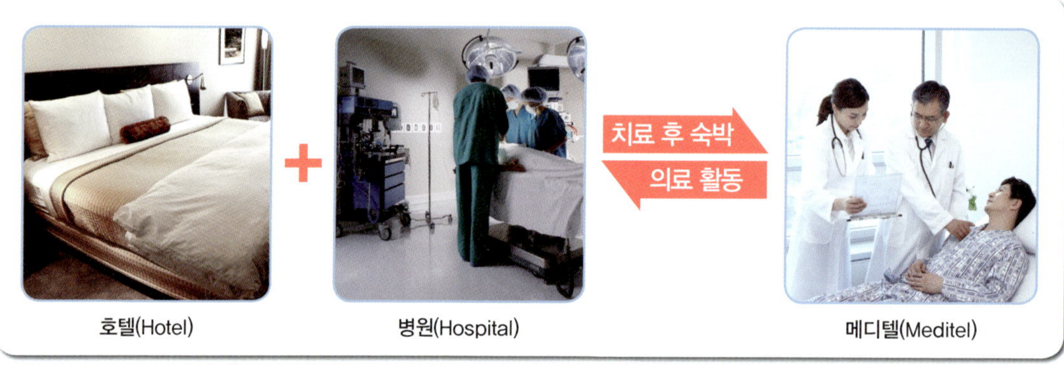

호텔(Hotel)　　　　병원(Hospital)　　　　메디텔(Meditel)

해외 메디텔 사례 – 태국 범룽랏 병원(Bumrungrad International Hospital)

전세계 의료관광을 선도하고 있는 태국의 범룽랏 병원은 치료 후 특급호텔 수준의 입원실에서 치료를 받으면서 휴식도 취할 수 있어 연간 40만 명의 해외환자가 방문하는 의료관광의 메카로 자리매김한 병원이다. 1980년 개원하여 현재 554개 병상을 운영하고 있으며, 병원 의사 700명 가운데 3분의 1이 미국 의사자격증 취득자이며 한국어를 포함한 14개국 언어서비스가 가능하다.

국내의 메디텔 사례 – 현재 국내 최대 규모의 메디텔인 대구메디센터는 2014년 개원하여 지상 19층 건물 중 12개 층을 병원 및 뷰티 등 의료관광 관련 시설로 운영하고 진료과목도 건강검진, 성형, 피부, 치과, 안과 등으로 다양화하였다. 2015년 대구메디센터를 찾은 해외 의료관광객은 1만 2천 명, 2016년에는 2만 명이 내원할 것으로 기대하고 있다.

또한 2017년 개원 예정인 용산메디텔은 총 34층 규모로 외국인 유치를 위한 의료시설과 387개 객실로 건립 중인데 완공이 되면 2017년 7월 준공 예정인 용산관광호텔과 현재 운영 중인 HDC용산신라면세점과 함께 의료관광의 중심지가 될 것으로 예상하고 있다.

※ 출처: [네이버 지식백과] (시사상식사전, 박문각), 한국관광공사 홈페이지 《한국의료관광총람》

※ 출처: 국가직무능력표준 NCS 홈페이지

NCS 능력 단위	환자 서비스 관리	환자 서비스 관리란 내원한 환자의 정보를 파악하고, 서비스 접점별 매뉴얼을 작성하여 환자를 효율적으로 관리할 수 있는 능력이다.	
환자 서비스 관리 2 환자 사후관리		1. 진료 종료 후 환자의 불편사항 파악을 위하여 리콜서비스를 행할 수 있다. 2. 다음 내원 일정이 있는 환자에게 사전에 안내사항을 연락할 수 있다. 3. 치료중단환자에게 연락을 취하여 불편사항을 파악하고 지속적인 환자 관리를 할 수 있다. 4. 환자를 유형별로 분류, 파악하여 필요사항을 안내할 수 있다.	
	지식	• 환자 유형별 특성 파악 • 의료커뮤니케이션 관련 지식	
	기술	• 환자 유형별 커뮤니케이션 기술 • 환자의 상황별 특성에 유연성 있게 대처하는 기술	
	태도	• 서비스 마인드 유지 • 환자에게 친절한 태도 • 환자의 만족도를 향상시키려는 의지	

〈환자 서비스 관리 2 – 환자 사후관리〉 중국어 표현 익히기

1) **请您下星期一来复诊。** 다음 주 월요일에 다시 재진하십시오. 🎧 07-7
Qǐng nín xià xīngqīyī lái fùzhěn.

2) **三个月后有定期检查。** 3개월 후에 정기검진이 있습니다.
Sān ge yuè hòu yǒu dìngqī jiǎnchá.

3) **您想现在预约定期检查的日期吗?** 지금 정기검진 날짜를 예약하시겠습니까?
Nín xiǎng xiànzài yùyuē dìngqī jiǎnchá de rìqī ma?

4) **如果药物过敏的话，请停止服用。** 약물 알레르기가 있다면 복용을 중단하십시오.
Rúguǒ yàowù guòmǐn de huà, qǐng tíngzhǐ fúyòng.

5) **您有什么不舒服的地方吗?** 불편한 곳이 있습니까?
Nín yǒu shénme bù shūfu de dìfang ma?

6) **如果您要变更日期，请提前告诉我们。** 날짜를 변경하시려면 저희에게 사전에 알려주십시오.
Rúguǒ nín yào biàngēng rìqī, qǐng tíqián gàosu wǒmen.

植牙手术

임플란트

학습 내용

임플란트 식립기술과 보철물 제작 기술이 뛰어나 단 하루면 치료에서 식립이 가능하다는 한국의 임플란트 기술은 세계적으로 유명해 많은 외국인 의료관광객을 한국으로 끌어들이고 있다. 중국인 의료관광객에게 한국의 우수한 치과 기술을 소개하고 설명하기 위한 다양한 표현을 익혀보자.

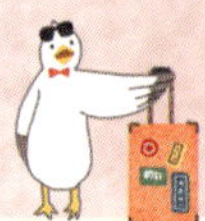

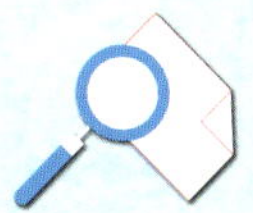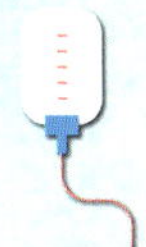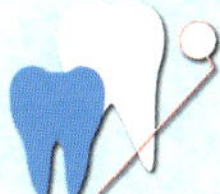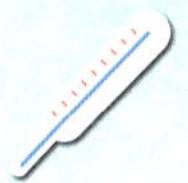

주요 표현

1. 最近 植牙手术 时间缩短了很多。

2. 请您介绍一下 手术 过程。

3. 这可以缩短 时间 吗?

주요 어법

1. 동사 该

2. 접속사 因为……所以……

3. 접속사 ……而且……

4. 비교문 比

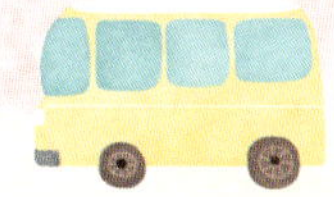

☐ 植牙	zhíyá		임플란트 치료 (= 种植治疗 zhòngzhí zhìliáo)
☐ 患者	huànzhě	명	환자
☐ 摔断	shuāiduàn		넘어져서 부러지다

★ 摔 shuāi　동 넘어지다 ｜ 断 duàn　동 끊어지다, 부러지다

☐ 门牙	ményá	명	앞니
☐ 该	gāi	동	~해야 한다. ~하는 것이 당연하다
☐ 缩短	suōduǎn	동	(시간·거리 등을) 단축하다
☐ 过程	guòchéng	명	과정
☐ 拍	pāi	동	촬영하다
☐ 并	bìng	부	동시에. 같이
☐ 数字取模	shùzì qǔmó	명	구강 스캔 (디지털 임프레션, Digital impression)
☐ 手术导板	shǒushù dǎobǎn	명	맞춤형 수술 보조장치. 수술 가이드
☐ 实行	shíxíng	동	실행하다
☐ 模拟	mónǐ	동 본뜨다　명	시뮬레이션. 모의실험
☐ 设定	shèdìng	동	설정하다
☐ 快速	kuàisù	형	신속하다. 빠르다
☐ 牙床	yáchuáng	명	잇몸
☐ 切口	qiēkǒu	명	절개한 자리. 수술한 자리
☐ 微创手术	wēichuàng shǒushù	명	무절개 시술 (수술 부위가 작은 수술)
☐ 减少	jiǎnshǎo	동	감소하다, 줄이다
☐ 浮肿	fúzhǒng	명	부종, 붓기

▶▶ 이 과의 주요 표현을 미리 듣고 읽고 학습해보세요.

1. 最近 植牙手术 时间缩短了很多。

美白治疗
牙齿矫正
手术恢复

2. 请您介绍一下 手术 过程。

治疗
检查
制作

3. 这可以缩短 时间 吗?

疗程
手术时间
治疗时间

단어 ▶▶ **制作** zhìzuò 동 제작하다. 만들다 ┃ **治疗时间** zhìliáo shíjiān 치료 기간

▶▶ 임플란트 수술 과정 및 수술 시간에 대해 의사와 상담 중이다.

患者　医生！我摔断了门牙，该① 怎么办呢？
Yīshēng! Wǒ shuāiduàn le ményá, gāi zěnmebàn ne?

> '怎么办'은 '어떻게 할까,
> 어찌할까'라는 뜻이다.

医生　这种情况一般要植牙。
Zhè zhǒng qíngkuàng yìbān yào zhíyá.

患者　植牙需要多长时间？
Zhíyá xūyào duōcháng shíjiān?

医生　最近植牙手术时间缩短了很多。
Zuìjìn zhíyá shǒushù shíjiān suōduǎn le hěn duō.

患者　是吗？请您介绍一下手术过程。
Shì ma? Qǐng nín jièshào yíxià shǒushù guòchéng.

医生　先拍CT并进行数字取模，然后做出手术导板。
Xiān pāi CT bìng jìnxíng shùzì qǔmó, ránhòu zuòchū shǒushù dǎobǎn.

患者　这有什么好处呢？
Zhè yǒu shénme hǎochù ne?

> CT는 의학용어로 '컴퓨터 단층촬영'이란 뜻이다.
> CT라고 주로 이야기하지만, 중국어로는
> '计算机断层扫描 jìsuànjī duàncéng sǎomiáo'라고 한다.

医生　这样可以在电脑上实行模拟手术。
Zhèyàng kěyǐ zài diànnǎo shang shíxíng mónǐ shǒushù.

患者　这可以缩短时间吗？
Zhè kěyǐ suōduǎn shíjiān ma?

> 접속사 '既……又……'는
> 6과에서 배웠다. '~할 뿐만
> 아니라, 또 ~하다'의 뜻이다.

医生　是的。因为是在已设定好的位置上植牙，所以② 既安全又快速。
Shìde. Yīnwèi shì zài yǐ shèdìng hǎo de wèizhì shang zhíyá, suǒyǐ jì ānquán yòu kuàisù.

患者 牙床切口大吗？会痛吗？

Yáchuáng qiēkǒu dà ma? Huì tòng ma?

医生 不大。因为是微创手术，不仅切口小，而且③能减少疼痛和浮肿。

Bú dà. Yīnwèi shì wēichuàng shǒushù, bùjǐn qiēkǒu xiǎo, érqiě néng jiǎnshǎo téngtòng hé fúzhǒng.

患者 那么恢复需要几个月？

Nàme huīfù xūyào jǐ ge yuè?

医生 恢复期比④以前缩短了很多。

Huīfùqī bǐ yǐqián suōduǎn le hěn duō.

以前需要4-6个月，现在只需要2-3个月。

Yǐqián xūyào sì dào liù ge yuè, xiànzài zhǐ xūyào liǎng dào sān ge yuè.

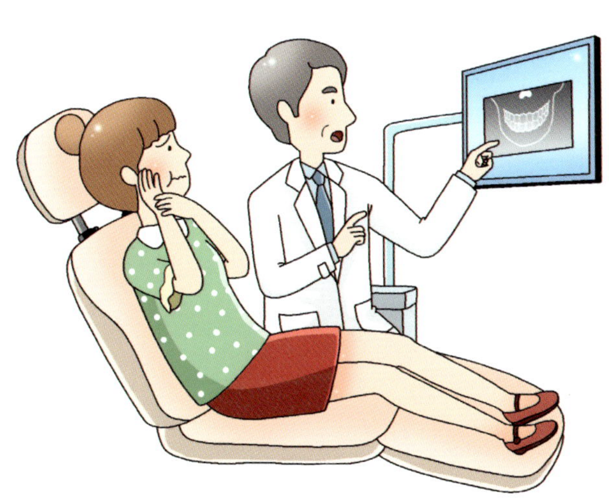

❶ 동사 该

'该'는 우리말로 '(마땅히) ~해야 하다'의 뜻으로 현실적 필요성을 나타낸다. 동사 '应该'와 뜻이 같다.

- 我摔断了门牙，**该**怎么办呢？
  Wǒ shuāiduàn le ményá, gāi zěnmebàn ne?

- 为了牙齿的健康，**该**定期检查。
  Wèile yáchǐ de jiànkāng, gāi dìngqī jiǎnchá.

- 吃完饭后，**应该**在三分钟内刷牙。
  Chīwán fàn hòu, yīnggāi zài sān fēnzhōng nèi shuāyá.

❷ 접속사 因为……所以……

인과관계를 나타내는 접속사로 우리말의 '~이기 때문에 그래서 ~하다'로 해석한다. 문형은 '因为 + 원인, 所以 + 결과'의 형태로 의미의 중점은 원인보다는 결과 부분에 있다. 이때 '因为'나 '所以' 중 하나를 생략하기도 한다.

- **因为**是在已设定好的位置上植牙，**所以**既安全又快速。
  Yīnwèi shì zài yǐ shèdìng hǎo de wèizhì shang zhíyá, suǒyǐ jì ānquán yòu kuàisù.

- **因为**植牙技术发达了，**所以**手术时间也缩短了。
  Yīnwèi zhíyá jìshù fādá le, suǒyǐ shǒushù shíjiān yě suōduǎn le.

- **因为**经常喝咖啡，**所以**牙齿颜色越来越暗淡。
  Yīnwèi jīngcháng hē kāfēi, suǒyǐ yáchǐ yánsè yuèláiyuè àndàn.

단어 》》 **刷牙** shuāyá 동 이를 닦다. 양치질하다 ｜ **技术** jìshù 명 기술 ｜ **发达** fādá 동 발전시키다 ｜
越来越 yuèláiyuè 더욱 더 ｜ **暗淡** àndàn 형 어둡고 칙칙하다

❸ 접속사 ⋯⋯而且⋯⋯

접속사 '而且'는 '게다가, 뿐만 아니라, 또한'의 의미로 해석하고, 앞에 '不但'이나 '不仅' 등과 호응하여
쓰이는데, 이 때 '不但'이나 '不仅'은 생략할 수 있다.

· **不仅**切口小，**而且**能减少疼痛和浮肿。
  Bùjǐn qiēkǒu xiǎo, érqiě néng jiǎnshǎo téngtòng hé fúzhǒng.

· 植牙(**不但**)可以替代缺失牙，**而且**与原有的牙齿形态类似。
  Zhíyá (búdàn) kěyǐ tìdài quēshī yá, érqiě yǔ yuányǒu de yáchǐ xíngtài lèisì.

· 他(**不但**)对韩国的医疗服务满意，**而且**对价格方面也相当满意。
  Tā (búdàn) duì Hánguó de yīliáo fúwù mǎnyì, érqiě duì jiàgé fāngmiàn yě xiāngdāng mǎnyì.

❹ 비교문 比

비교문에 써서 'A는 B보다 ~하다'의 뜻으로 해석하며 부정형은 '不比'이다.

> **문형**　　A + 比 + B + 형용사

· 恢复期 **比** 以前缩短了很多。
  Huīfùqī bǐ yǐqián suōduǎn le hěn duō.

· 他今年 **比** 去年健康多了。
  Tā jīnnián bǐ qùnián jiànkāng duō le.

· 技术和设备方面这家医院不 **比** 那家医院差。
  Jìshù hé shèbèi fāngmiàn zhè jiā yīyuàn bù bǐ nà jiā yīyuàn chà.

단어 》》》　**替代** tìdài 동 대체하다 ｜ **缺失牙** quēshī yá 부족한 치아 ｜ **形态** xíngtài 명 형태 ｜ **类似** lèisì 형 유사하다 ｜

设备 shèbèi 명 시설 ｜ **差** chà 형 표준에 못 미치다. 부족하다

打哈欠 dǎ hāqiàn 하품하다	打嗝儿 dǎ gér 트림하다	打喷嚏 dǎ pēntì 재채기하다
放屁 fàngpì 방귀 뀌다	泻肚子 xiè dùzi 설사하다	呕吐 ǒutù 구토하다
消毒 xiāodú 소독하다	量体温 liáng tǐwēn 체온을 재다	量血压 liáng xuèyā 혈압을 재다

▶▶ **手术前要做一些检查。**

Shǒushù qián yào zuò yìxiē jiǎnchá.

수술 전에 약간의 검사를 합니다.

▶▶ **治疗后，两周内禁止吸烟和饮酒。**

Zhìliáo hòu, liǎng zhōu nèi jìnzhǐ xīyān hé yǐnjiǔ.

치료 후 2주 동안은 흡연과 음주를 금합니다.

▶▶ **人工植牙的寿命长，可使用20-30年。**

Réngōng zhíyá de shòumìng cháng, kě shǐyòng èrshí dào sānshí nián.

인공 임플란트는 수명이 길어서 20–30년 정도 사용 가능합니다.

단어 ▶▶ **禁止** jìnzhǐ 동 금지하다 ｜ **吸烟** xīyān 동 흡연하다 ｜ **饮酒** yǐnjiǔ 동 음주하다 ｜ **寿命** shòuming 명 수명

병원 용어

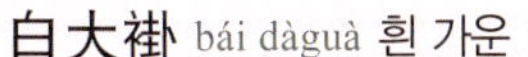

白大褂 bái dàguà 흰 가운
听诊器 tīngzhěnqì 청진기
温度计 wēndùjì 온도계

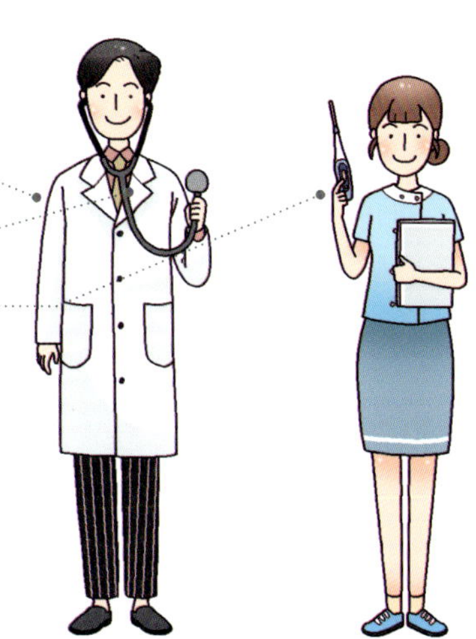

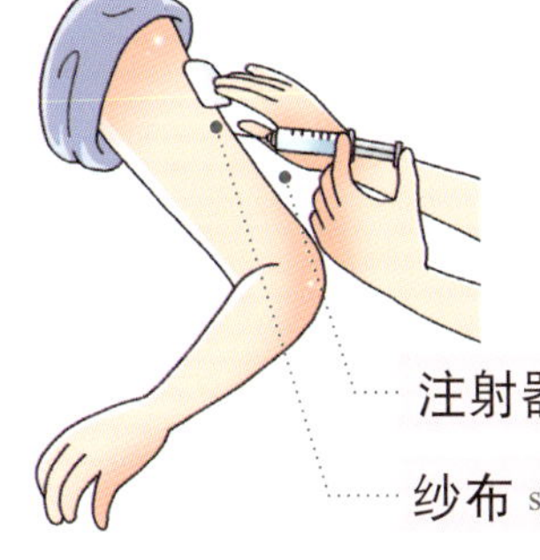

注射器 zhùshèqì 주사기
纱布 shābù 거즈

血压计 xuèyājì 혈압계

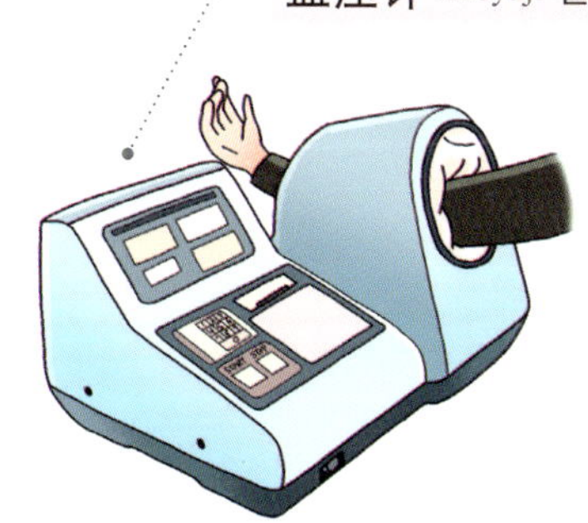

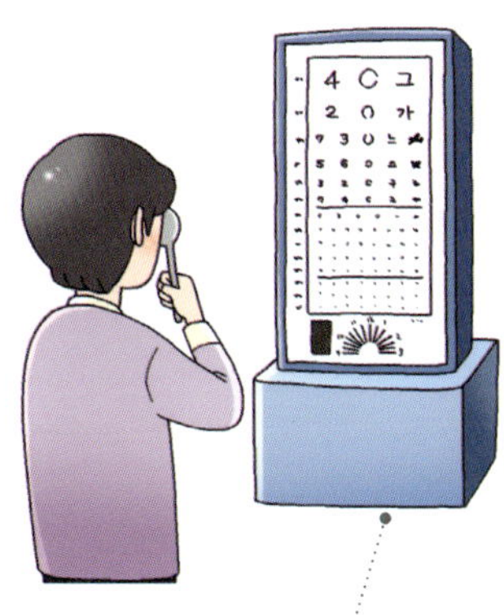

视力表 shìlìbiǎo 시력검사표

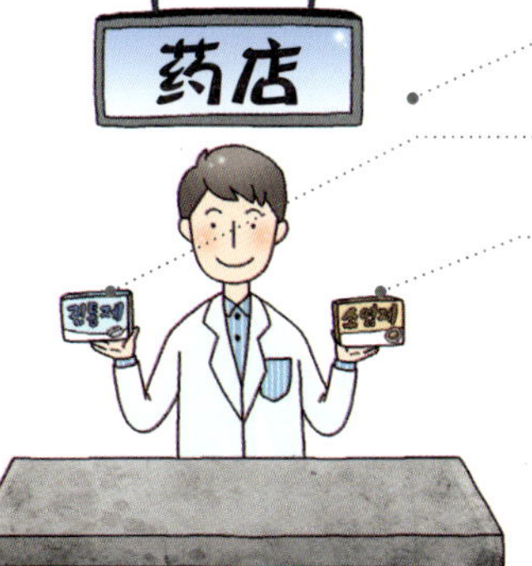

取药 qǔ yào 약을 타다
止痛药 zhǐtòngyào 진통제
消炎药 xiāoyányào 소염제

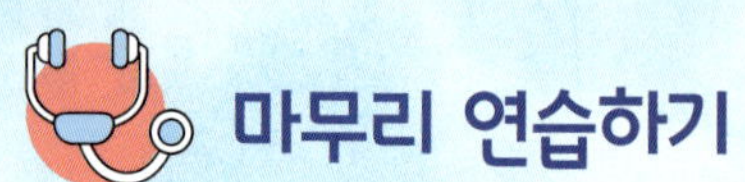

마무리 연습하기

1. 다음 빈칸에 들어갈 단어를 보기 에서 골라 문장을 완성하세요.

> 보기   该   因为……所以……   不仅……而且……   只

❶ 因为是微创手术，________切口小，________能减少疼痛和浮肿。

❷ 以前需要4个月，现在________需要2个月。

❸ ________是在已设定好的位置上植牙，________既安全又快速。

❹ 我摔断了门牙，________怎么办呢？

2. 다음의 문장을 중국어로 번역하세요.

❶ 최근에는 임플란트 시술 시간이 많이 짧아졌습니다.

❷ 이렇게 하면 어떤 좋은 점이 있나요？

❸ 이미 설정해 둔 위치에 임플란트를 하기 때문에 안전하면서도 빠릅니다.

❹ 절개부위가 작을 뿐더러 통증과 부종이 감소될 수 있습니다.

3. 실무 회화에 근거하여 다음 질문에 답하세요.

❶ 患者摔断了什么牙?

____

❷ 请你介绍一下植牙手术过程。

____

❸ 牙床切口大吗? 会痛吗?

____

❹ 植牙手术恢复需要几个月?

____

4. 실무 회화 내용을 활용하여, 다음 상황에 알맞은 대화를 만들어 직접 대화해 보세요.

장소	치과	상황	임플란트

참고단어   拍CT / 手术导板 / 缩短 / 减少 / 需要 / 既……又……

임플란트(implant)란?

임플란트는 치아가 빠진 부위에 치아의 뿌리부터 머리까지 자연치아처럼 만들어주는 치료 방법으로, 상실된 치아를 대신하여 티타늄으로 만들어진 인공치근을 수술을 통해 치조골에 직접 삽입한 후 그 상부에 보철물을 형성해줌으로써 자연치아와 같이 씹을 수 있도록 한다.

치아가 빠지게 되면 이것을 회복시키기 위하여 종전에는 인공으로 만든 크라운이나 브릿지, 또는 부분틀니나 전체틀니가 사용되었고, 이러한 대용물을 확실하게 고정시키기 위하여 옆의 건강한 치아를 깎아야 하는 등의 문제가 있었다.

임플란트는 이런 문제를 해결하는 치료법으로 잇몸에 고정되어 있기 때문에 자기치아와 같은 느낌이 든다. 틀니는 씹을 때마다 잇몸이 아프거나 불안정하여 불편함이 있었지만 임플란트는 통증이나 움직임이 거의 없다고 할 수 있다. 또 자연스러운 외관이나 표정을 찾게 되어 사람들 앞에서 자신감이 회복하며 씹는 기능이 회복되어 음식물의 종류에 영향을 받지 않기 때문에 균형 있는 식사도 할 수 있다.

치과대학병원의 경우 보철과, 치주과, 구강악 안면외과 의료진이 협진하고 있으며, 지난 10여 년동안 수천 명이 치료를 받아 95% 이상의 성공률을 보이고 있다. 단점이라면 아직은 치료비가 고가라는 것이다. 경제적인 부담이 있지만 수명이 보통 보철물보다 오래 갈 수 있고 틀니와 같은 불편함을 해소할 수 있다는 장점으로 인하여 선호하는 환자는 계속 증가하고 있는 실태이다.

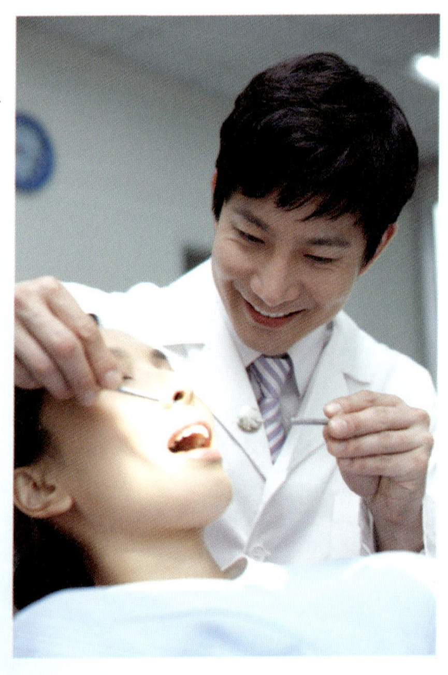

치료기간은 보통 6개월에서 1년 정도이며 입원하지 않고 외래에서 국소마취 하에서 시술하므로 큰 부담이 없다. 시술 연령은 성장이 끝난 18세에서 80세 이상까지도 가능하지만 뼈의 양과 질이 좋아야 한다. 시술 전에 X-ray 사진을 찍어서 가능성을 알아보고 위치와 개수를 정하게 된다. 이러한 모든 과정을 거쳐서 치료가 완성되고 임플란트 치아를 갖게 되면 틀니와 전혀 다른 편안함을 체험하게 된다.

국내 임플란트 시술 건수는 약 50만 건으로, 해마다 증가하는 추세이다. 2016년 7월부터 만 65세 이상 노인의 임플란트 시술에 건강보험이 적용되어서 이후 시술 건수는 더욱 늘어날 것으로 보인다. 또한 한국의 뛰어난 임플란트 시술 기술로 해외 의료관광객까지 입국하고 있는 상황이다.

※출처: [네이버 지식백과] 임플란트(세브란스병원 건강칼럼)

✚ NCS 능력 단위 알기

※ 출처: 국가직무능력표준 NCS 홈페이지

NCS 능력 단위	진료서비스 지원관리	진료서비스 지원관리란 내원환자의 진료 편의를 극대화시키기 위해 환자의 정보를 공유하고 진료 전 주의사항을 설명하며 진료 대기시간을 관리하는 능력이다.
진료서비스 지원관리 진료 전 설명하기		1. 해당 진료과의 특성에 따라 환자와 보호자에게 진료 전 준비사항을 사전에 설명 할 수 있다. 2. 의료진의 처방에 따라 병원 내 정해진 수가를 환자에게 안내할 수 있다. 3. 진료 특성에 따라 진료 예후에 대한 정보를 사전 제공하여 환자의 불안감을 경감시킬 수 있다.
	지식	• 진료 및 치료 프로세스 • 해당진료 관련 의학용어
	기술	• 환자에게 필요한 정보를 설명하는 상담기술 • 해당진료 관련 의학용어의 이해 능력 • 진료차트 이해능력
	태도	• 환자를 이해하고 배려하는 태도 • 친절하고 신속 정확한 업무 처리 태도

〈진료서비스 지원관리 – 진료 전 설명하기〉 중국어 표현 익히기

🎧 08-7

1) **昨晚您禁食、禁水了吗?** 어제 저녁에 금식과 금수하셨나요?
Zuówǎn nín jìnshí、jìnshuǐ le ma?

2) **您最近有服用什么药吗?** 최근에 어떤 약을 복용하였나요?
Nín zuìjìn yǒu fúyòng shénme yào ma?

3) **除了高血压药，其他药您停止服用了吗?** 고혈압약을 제외하고 다른 약의 복용을 중단하셨나요?
Chúle gāoxuèyā yào, qítā yào nín tíngzhǐ fúyòng le ma?

4) **检查需要2-3个小时。** 검사는 2~3시간 정도 소요됩니다.
Jiǎnchá xūyào liǎng dào sān ge xiǎoshí.

5) **手术将采取全身麻醉。** 수술은 전신마취를 할 것입니다.
Shǒushù jiāng cǎiqǔ quánshēn mázuì.

6) **您看一下同意书，没有异议，就在下面签字。**
Nín kàn yíxià tóngyìshū, méiyǒu yìyì, jiù zài xiàmiàn qiānzì.

동의서를 한번 보시고 이견이 없으시면 아래에 서명해주세요.

09

韩方护理

한방 클리닉

한방클리닉은 한방의학만의 특징을 살려 침술 및 한약 등을 이용한 비만치료가 큰 인기인데, 개인의 체질에 따라 맞춤 치료를 지향하고 있어 호기심을 갖고 치료에 임하는 외국인 의료관 광객이 많아지고 있다. 관련된 어휘 및 표현을 학습하여 상담 시에 활용해 보자.

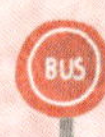

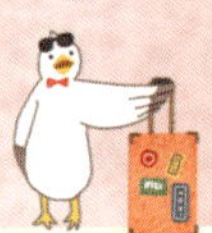

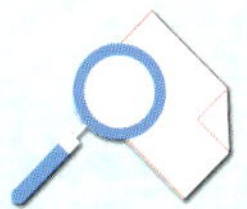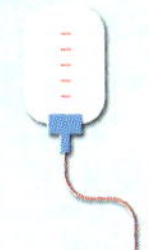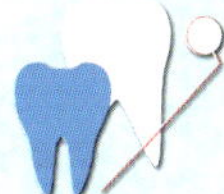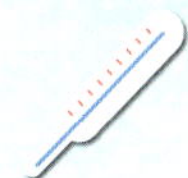

1. 我想了解一下 韩方减肥和埋线提升术。

2. 减肥汤药 有效吗？

3. 总之，我觉得 韩方治疗 没什么副作用。

1. 동사 有助于

2. 동사 使

3. 접속사 除了……以外

4. 접속사 总之

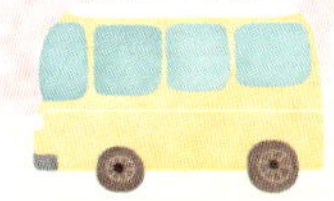

☑ 새단어 알고 가기

□ 韩方　　Hánfāng　　명 한방

□ 减肥　　jiǎnféi　　동 살을 빼다. 감량하다

□ 埋线提升术　　máixiàn tíshēngshù　　매선 요법을 활용한 리프팅 시술

　★埋线 máixiàn 명 매선(요법) | 提升 tíshēng 동 끌어 올리다 | 提升术 tíshēngshù 명 리프팅 시술

□ 针灸　　zhēnjiǔ　　명 침구. 침과 뜸

□ 脂肪　　zhīfáng　　명 지방

□ 分解　　fēnjiě　　동 분해하다

□ 服用　　fúyòng　　동 (약이나 보신제를) 먹다. 복용하다

□ 减肥汤药　　jiǎnféitāngyào　　명 감비탕. 다이어트탕

□ 并行　　bìngxíng　　동 병행하다

□ 有效　　yǒuxiào　　동 효력이 있다

□ 促进　　cùjìn　　동 촉진시키다. 촉진하다

□ 新陈代谢　　xīnchéndàixiè　　명 신진대사

□ 瘦　　shòu　　형 마르다. 여위다

□ 松弛　　sōngchí　　형 늘어지다

□ 缺少　　quēshǎo　　동 부족하다

□ 弹性　　tánxìng　　명 탄(력)성

□ 收紧　　shōujǐn　　동 죄다. 긴축하다

□ 肌肤　　jīfū　　명 근육과 피부

□ 皮肤下层　　pífū xiàcéng　　명 피부하층

□ 切开　　qiēkāi　　동 절개하다. 베어 내다

▶▶ 이 과의 주요 표현을 미리 듣고 읽고 학습해보세요.

1. 我想了解一下 韩方减肥和埋线提升术 。

> 韩方整形和青春痘治疗
> 韩方针灸和经络按摩
> 韩方推拿和美容针

2. 减肥汤药 有效吗?

> 推拿
> 埋线减肥
> 经络按摩

3. 总之，我觉得 韩方治疗 没什么副作用。

> 韩方减肥
> 韩方针灸
> 韩方美容

단어 ▶▶ 经络 jīngluò 명 경락 | 推拿 tuīná 명 추나(요법) | 美容针 měiróngzhēn 미용침

▶▶ 한방 다이어트와 매선요법에 대해 상담하고 있다.

顾客 我想了解一下韩方减肥和埋线提升术。
Wǒ xiǎng liǎojiě yíxià Hánfāng jiǎnféi hé máixiàn tíshēngshù.

韩医 韩方减肥是利用针灸分解脂肪和服用减肥汤药并行的。
한의사를 가리킨다
Hánfāng jiǎnféi shì lìyòng zhēnjiǔ fēnjiě zhīfáng hé fúyòng jiǎnféitāngyào bìngxíng de.

顾客 减肥汤药有效吗?
Jiǎnféitāngyào yǒuxiào ma?

韩医 减肥汤药能促进新陈代谢、分解体内脂肪，有助于①减肥。
Jiǎnféitāngyào néng cùjìn xīnchéndàixiè、fēnjiě tǐnèi zhīfáng, yǒuzhùyú jiǎnféi.

顾客 要服用多长时间?
Yào fúyòng duōcháng shíjiān?

韩医 三个月一个疗程。
Sān ge yuè yí ge liáochéng.

顾客 哦！听说做埋线能使②脸变瘦，对吗?
Ò! Tīngshuō zuò máixiàn néng shǐ liǎn biàn shòu, duì ma?

韩医 埋线一般是皮肤松弛，缺少弹性的人做的。
Máixiàn yìbān shì pífū sōngchí, quēshǎo tánxìng de rén zuò de.

顾客 除了这点以外③，还有什么好处呢?
Chúle zhè diǎn yǐwài, háiyǒu shénme hǎochù ne?

> '让 ràng'은 동사로 '~하게 하다'의 뜻이며, '使 shǐ'와 마찬가지로 겸어문에 사용된다.

韩医 它可以除皱收紧，让肌肤更显年轻。
Tā kěyǐ chúzhòu shōujǐn, ràng jīfū gèng xiǎn niánqīng.

> '显 xiǎn'은 동사로 '드러내다, 보이다', '年轻 niánqīng'은 형용사로 '젊다'는 뜻으로 '显年轻'은 '젊어보이다'라는 말이다.

顾客　　埋线后能快速恢复日常生活吗？

Máixiàn hòu néng kuàisù huīfù rìcháng shēnghuó ma?

韩医　　是的。埋线手术时间短，可快速恢复日常生活。

Shìde. Máixiàn shǒushù shíjiān duǎn, kě kuàisù huīfù rìcháng shēnghuó.

顾客　　怎么做呢？

Zěnme zuò ne?

韩医　　不用切开，把线穿过皮肤下层来提升肌肤。

Bú yòng qiēkāi, bǎ xiàn chuānguo pífū xiàcéng lái tíshēng jīfū.

顾客　　是吗？那我也想做。

Shì ma? Nà wǒ yě xiǎng zuò.

总之④，我觉得韩方治疗没什么副作用，比较放心。

Zǒngzhī, wǒ juéde Hánfāng zhìliáo méi shénme fùzuòyòng, bǐjiào fàngxīn.

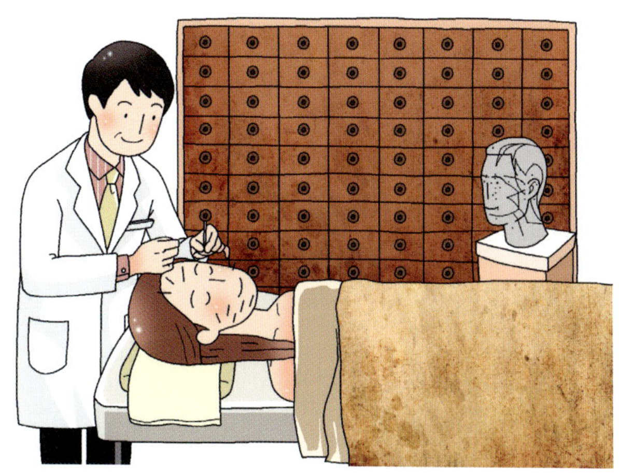

❶ 동사 有助于

'有助于'는 '~에 도움이 되다'의 뜻으로 여기서의 '于'는 개사이다. 우리말의 '~에 대해'로 해석한다.

- 减肥汤药 **有助于** 减肥。
  Jiǎnféitāngyào yǒuzhùyú jiǎnféi.

- 多喝水 **有助于** 减肥。
  Duō hē shuǐ yǒuzhùyú jiǎnféi.

- 运动 **有助于** 保持健康。
  Yùndòng yǒuzhùyú bǎochí jiànkāng.

❷ 동사 使

동사 '使'는 우리말의 '~하게 하다'의 뜻으로 해석하며, 한 문장 안에 두 개의 동사를 지니면서 앞 동사의 목적어가 뒤에 오는 동사의 주어를 겸하는 겸어문에 사용된다. '使'는 '让', '叫'로 바꿔 쓸 수 있다.

- 听说做埋线能 **使** 脸变瘦，对吗?
  Tīngshuō zuò máixiàn néng shǐ liǎn biàn shòu, duì ma?

- 你们的服务态度 **使** 我很感动。
  Nǐmen de fúwù tàidu shǐ wǒ hěn gǎndòng.

- 韩方治疗 **使** 我的皮肤更显年轻。
  Hánfāng zhìliáo shǐ wǒ de pífū gèng xiǎn niánqīng.

단어 态度 tàidu 몡 태도

❸ 접속사 除了……以外

---

1) '除了 + A + 以外 + B'의 형태로 'A 이외에도 또 B를 보충하다'라는 포함의 의미를 나타낸다. 이 때 B에는 주로 '还', '也' 등이 함께 온다. 이때 '以外'는 생략 가능하다.

· 除了这点以外，还有什么好处呢？
  Chúle zhè diǎn yǐwài, háiyǒu shénme hǎochù ne?

· 除了医疗以外， 也可以观光，真是一举两得。
  Chúle yīliáo yǐwài, yě kěyǐ guānguāng, zhēn shì yìjǔ liǎngdé.

---

2) 문형은 같으나 B에 '都'가 오거나 B가 부정문이면, B에서 A가 제외됨을 나타낸다.

· 除了辣的以外，韩国料理我都喜欢吃。
  Chúle là de yǐwài, Hánguó liàolǐ wǒ dōu xǐhuān chī.

---

❹ 접속사 总之

접속사 '总之'는 '총괄적으로 말하면, 요컨대, 한 마디로 말하면'의 뜻으로 앞에 나온 말을 총괄하기 위해 사용된다. '总而言之(zǒng'ér yánzhī)'로 사용하기도 한다.

· 总之，我觉得韩方治疗没什么副作用，比较放心。
  Zǒngzhī, wǒ juéde Hánfāng zhìliáo méi shénme fùzuòyòng, bǐjiào fàngxīn.

· 总之，韩国的医疗技术高超，服务也很完善，所以我决定去韩国。
  Zǒngzhī, Hánguó de yīliáo jìshù gāochāo, fúwù yě hěn wánshàn, suǒyǐ wǒ juédìng qù Hánguó.

· 总而言之，您的手术非常成功。
  Zǒng'ér yánzhī, nín de shǒushù fēicháng chénggōng.

단어 》》 观光 guānguāng 동 관광하다. 참관하다 | **一举两得** yìjǔ liǎngdé 성 일거양득. 일석이조 |
高超 gāochāo 형 특출나다. 뛰어나다 | **完善** wánshàn 형 완벽하다. 나무랄 데가 없다

草药 cǎoyào 약초	食疗 shíliáo 식이요법	气功 qìgōng 기공
膏药 gāoyào 고약	问诊 wènzhěn 문진하다	经络 jīngluò 경락
穴位 xuéwèi 경혈	中成药 zhōngchéngyào (한약재로 만든) 조제약	熬药 áoyào 약을 달이다

》》 韩方医疗能治疗失眠症。

Hánfāng yīliáo néng zhìliáo shīmiánzhèng.

한방의료로 불면증을 치료할 수 있습니다.

》》 韩方化妆品最近很受欢迎。

Hánfāng huàzhuāngpǐn zuìjìn hěn shòu huānyíng.

한방화장품은 최근에 매우 환영받고 있습니다.

》》 埋线减肥是用蛋白质磁化线植入穴位，对穴位产生刺激作用，

Máixiàn jiǎnféi shì yòng dànbáizhì cíhuàxiàn zhírù xuéwèi, duì xuéwèi chǎnshēng cìjī zuòyòng,

达到减肥的目的。

dádào jiǎnféi de mùdì.

매선 다이어트는 단백질사를 혈자리에 심어 경혈에 자극 작용을 일으켜 다이어트의 목적을 이루게 합니다.

단어 》》　失眠症 shīmiánzhèng 명 불면증 ｜ 受欢迎 shòu huānyíng 환영받다. 매우 좋아하다 ｜
蛋白质磁化线 dànbáizhì cíhuàxiàn 단백질사 (단백질로 만들어진 침) ｜ 植入 zhírù 동 심다. 이식하다 ｜
穴位 xuéwèi 명 혈자리. 경혈 ｜ 刺激 cìjī 명 자극 ｜ 目的 mùdì 명 목적. 목표

한의원

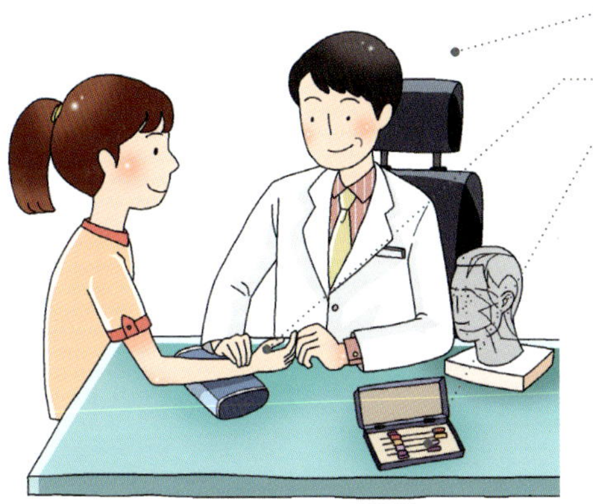
韩医 Hányī 한의사
把脉 bǎmài 진맥하다
针灸 zhēnjiǔ 침구

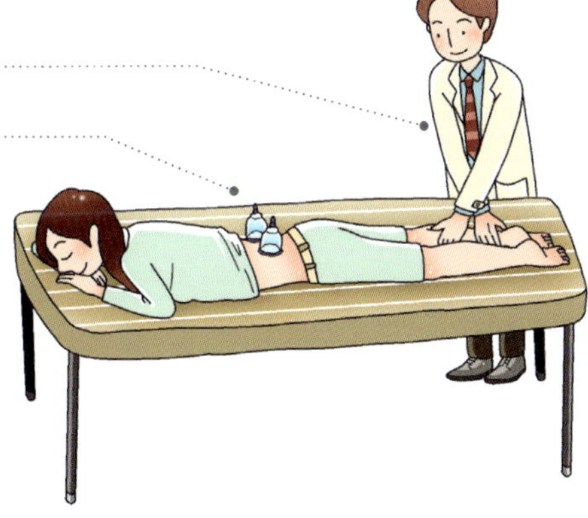
推拿 tuīná 추나
拔罐 báguàn 부항

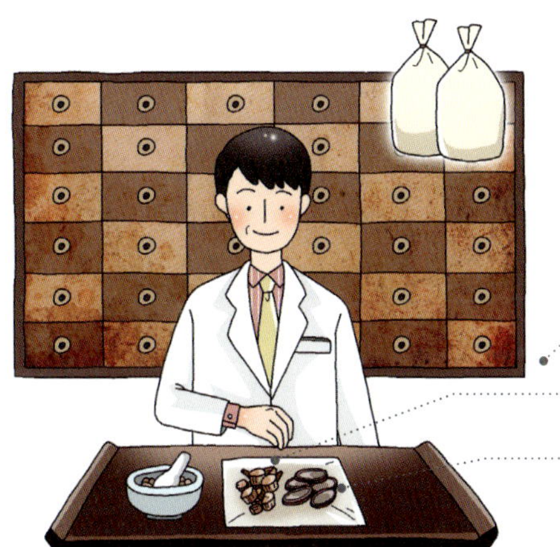
抓药 zhuāyào 한약을 짓다
人参 rénshēn 인삼
鹿茸 lùróng 녹용

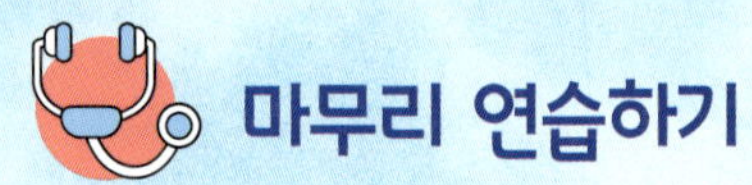

마무리 연습하기

1. 다음 빈칸에 들어갈 단어를 보기 에서 골라 문장을 완성하세요.

> 보기　　　总之　　　有助于　　　除了……以外　　　使

❶ 减肥汤药 ＿＿＿＿ 减肥。

❷ 听说做埋线能 ＿＿＿＿ 脸变瘦，对吗？

❸ ＿＿＿＿ 这点 ＿＿＿＿，还有什么好处呢？

❹ ＿＿＿＿ 我觉得韩方治疗没什么副作用，比较放心。

2. 아래의 문장을 중국어로 번역하세요.

❶ 저는 한방 다이어트에 대해 좀 알아보고 싶습니다.

❷ 감비탕은 다이어트에 도움이 됩니다.

❸ 매선요법은 보통 피부가 처지고 탄력이 부족한 사람들이 합니다.

❹ 매선요법은 시술 시간이 짧아 일상생활로의 빠른 회복이 가능합니다.

3. 실무 회화에 근거하여 다음 질문에 답하세요.

❶ 顾客想了解什么?

____

❷ 韩方减肥是利用什么减肥的?

____

❸ 减肥汤药为什么有效?

____

❹ 埋线的好处是什么?

____

4. 실무 회화 내용을 활용하여, 다음 상황에 알맞은 대화를 만들어 직접 대화해 보세요.

| 장소 | 한의원 | 상황 | 한방관리 |

참고단어 韩方减肥 / 利用针灸分解脂肪 / 减肥汤药 / 新陈代谢 / 埋线 / 皮肤

한방의료관광

한방은 우리나라만의 독창적인 전통의학으로 체질에 따른 세심한 치료요법, 높은 안전성, 우수한 인적 자원 등으로 세계적으로 널리 인정받고 있다. 최근 한류 열풍으로 한방의료에 대한 문의가 부쩍 늘고 있으며 중국, 일본, 러시아 의료관광객들이 특히 높은 관심을 보이고 있다. 한방과 관련된 서비스 범위도 전통적인 한방 진료서비스 외에 한방의료기술, 한방차(茶), 한약재, 침구, 약초 재배원, 한방테마파크, 한방보양식, 한방화장품 등으로 확대되어 다양한 서비스를 제공하고 있다.

한국관광공사는 한방을 한국 의료관광의 핵심테마로 선정하고 '한방+치유+건강관리'가 연계된 고부가가치 한방웰니스(Wellness) 산업으로 육성시키기 위하여 노력하고 있다. 우선 일본 시장을 주 타깃으로 삼아 한방 의료관광 시장의 기반을 마련하고 이를 발판으로 한방웰니스 시장의 세계화를 이끌어나갈 계획이다. 단기적으로는 동의보감 세계기록유산 등재를 활용한 한방의 우수성과 미용한방 등 한의학의 독자성, 체계성, 철학 등을 집중적으로 알려나갈 계획이며, 중장기적으로는 한방리조트, 한방메디텔, 한방약초테라피가든, 한방스파센터 등 '한방+치유+건강관리'를 연계해 지속적인 성장을 도모한다는 전략이다.

한국관광공사는 한방의 세계화와 한방상품 시장의 활성화를 위하여 해외 네트워크 채널을 구축하는 한편 컨벤션 및 전시회 개최를 지원하고 있다. 2012년 10월에는 대구 엑스코에서 열린 '대한민국 한방엑스포'에서 대구시와 함께 의료관광 해외바이어 상담회를 열어 중국, 러시아, 싱가포르 등 20여 개국 바이어와의 상담 기회를 마련하기도 하였다.

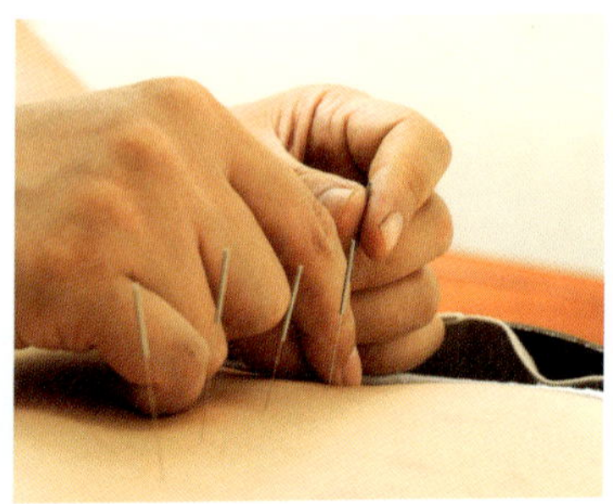

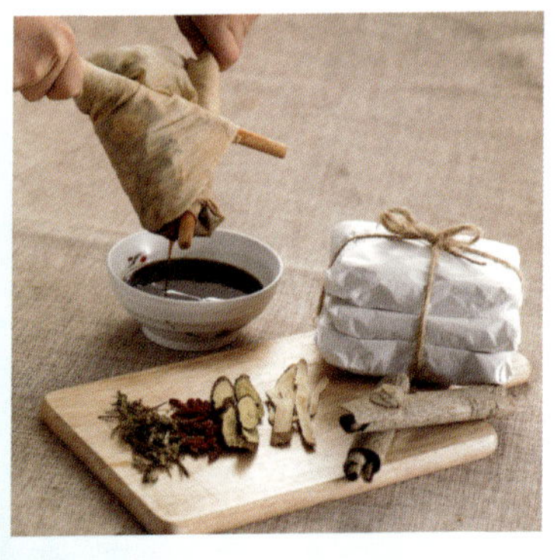

일반 관광객에게 한방의 우수성을 알리기 위한 '대장금 한방의료관광 체험행사'도 매년 개최하고 있는데 남산골 한옥마을에서 개최되는 대장금 행사는 드라마에서처럼 전통복식을 갖춰 입은 의료진 및 진행요원들이 진맥, 침 등 한방체험을 제공한다. 2012년 9월부터 8주간 진행된 행사에는 80개국에서 온 5,461명의 외국관광객이 참가하여 한방검진 및 치료를 받았다.

더불어 해외현지에서 한방을 테마로 한 전문 의료관광 설명회도 개최하고 있다. 2012년에는 사할린지역의 한국문화주간에 맞추어 10월에 유즈노사할린스크와 블라디보스토크에서 각각 한방테마의료관광 설명회를 개최하였다. 현지인들도 양·한방 협진 프로그램에 우호적인 반응을 보였으며 관련 내용이 기사화되는 등 한국의료관광 상품의 다변화를 모색하는 계기가 되었다.

※ 출처: 한국관광공사 홈페이지 《한국의료관광총람》

※ 출처: 국가직무능력표준 NCS 홈페이지

NCS 능력 단위	환자 상담관리	환자 상담관리란 내원 전·후 환자의 진료에 대한 궁금증을 해소시키고, 진료와 병원에 대한 신뢰도를 높이는 능력이다.	
환자 상담관리1 진료 후 상담하기		1. 의료진의 상담과 진료 후 환자에게 치료협조에 대한 감사표현을 할 수 있다. 2. 환자의 문의사항에 대해 추가 설명 시 상담내용을 메모할 수 있다. 3. 진료 후 주의사항을 설명하고 필요에 따라 환자와 보호자에게 치료 동의를 받을 수 있다. 4. 병원의 상담일지 양식에 따라서 상담일지에 내용을 입력 또는 수기로 작성할 수 있다. 5. 기록된 상담일지를 환자와 보호자의 동의 하에 관련 의료진과 공유할 수 있다.	
		지식	• 진료 및 치료 프로세스 • 기본적인 의학용어 • 의료커뮤니케이션 관련 지식
		기술	• 환자 유형별 커뮤니케이션 기술 • 유연성 있게 대처하는 기술
		태도	• 환자를 이해하고 배려하는 태도 • 친절하고 신속 정확한 업무 처리 태도 • 진료 후에도 책임을 다하는 태도

〈환자 상담관리 1 – 진료 후 상담하기〉 중국어 표현 익히기

🎧 09-7

1) **感谢您的合作。** 협조해 주셔서 감사합니다.

Gǎnxiè nín de hézuò.

2) **您有不满意的地方请与我们联系。** 불만스러운 부분이 있으시면 저희에게 연락주세요.

Nín yǒu bù mǎnyì de dìfang qǐng yǔ wǒmen liánxì.

3) **请少吃油腻的东西。** 기름진 음식은 적게 드세요.

Qǐng shǎo chī yóunì de dōngxi.

4) **检查结束了，辛苦了。** 검사가 끝났습니다, 수고하셨습니다.

Jiǎnchá jiéshù le, xīnkǔ le.

5) **我是导诊员○○○，很高兴为您服务。**

Wǒ shì dǎozhěnyuán OOO, hěn gāoxìng wèi nín fúwù.

저는 진료도우미 ○○○입니다. 서비스하게 되어 영광입니다.

6) **您需要什么帮助?** 무엇을 도와드릴까요?

Nín xūyào shénme bāngzhù?

健康体检

건강검진

한국의 건강검진 서비스는 비용에 대비해 기술 및 서비스가 세계적인 수준이라는 의견이 많다. 최근에는 중국인 의료관광객들도 건강검진을 위해 한국을 많이 찾고 있다고 하니 건강검진 시 필요한 사항이나 건강검진의 소요시간, 건강검진 순서 등에 대해 배워보고 활용해보도록 하자.

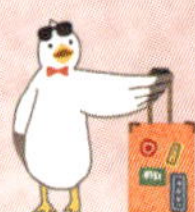

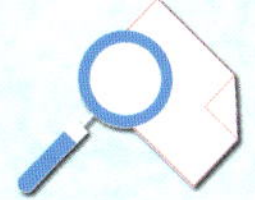 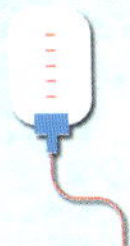 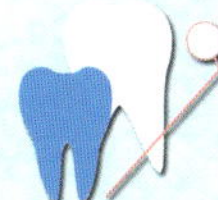 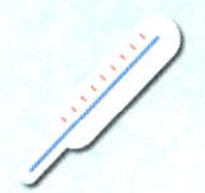

1. 体检大概需要3个小时左右吧。

2. 请您先到更衣室换一下衣服。

3. 我们就按体检表的顺序检查就可以了。

1. 개사 到

2. 복합방향보어

3. 부사 并

4. 개사 按

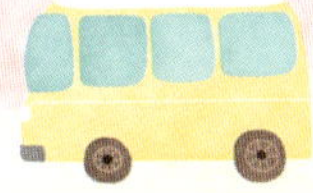

□ 护士	hùshi	명	간호사
□ 大概	dàgài	부	아마(도). 대개
□ 更衣室	gēngyīshì	명	탈의실
□ 内裤	nèikù	명	속옷. 속바지
□ 尿检	niàojiǎn		소변검사 (= 小便检查 xiǎobiàn jiǎnchá)

★ 尿 niào 명 소변. 오줌

□ 体成分检查	tǐchéngfèn jiǎnchá		체성분검사
□ 脱	tuō	동	(몸에서) 벗다
□ 用力	yònglì	동	힘을 들이다. 힘을 쓰다
□ 握紧	wòjǐn	동	움켜쥐다
□ 手柄	shǒubǐng	명	핸들. 손잡이
□ 按	àn	개	～에 의거하여. ～에 따라서
□ 顺序	shùnxù	명	순서. 차례. 순번
□ 呼吸系统检查	hūxī xìtǒng jiǎnchá		호흡기내과검사
□ 循环系统检查	xúnhuán xìtǒng jiǎnchá		순환기내과검사
□ 眼科检查	yǎnkē jiǎnchá		안과검사
□ 血液检查	xuèyè jiǎnchá		혈액검사 (= 验血 yànxiě)
□ 腹部超声波检查	fùbù chāoshēngbō jiǎnchá		복부 초음파검사
□ 妇科检查	fùkē jiǎnchá		산부인과검사
□ 内窥镜检查	nèikuījìng jiǎnchá		내시경검사

★ 睡眠内窥镜检查 shuìmián nèikuījìng jiǎnchá 수면내시경검사

□ 申请	shēnqǐng	동	신청하다

▶▶ 이 과의 주요 표현을 미리 듣고 읽고 학습해보세요.

1. 体检 大概需要 3个小时 左右吧。

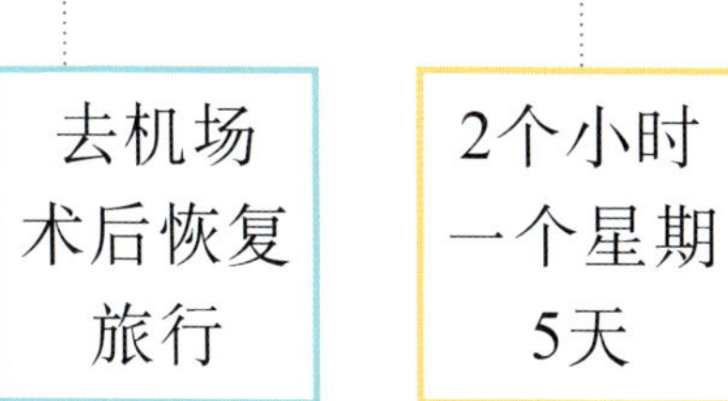

2. 请您先 到更衣室 换 一下 衣服。

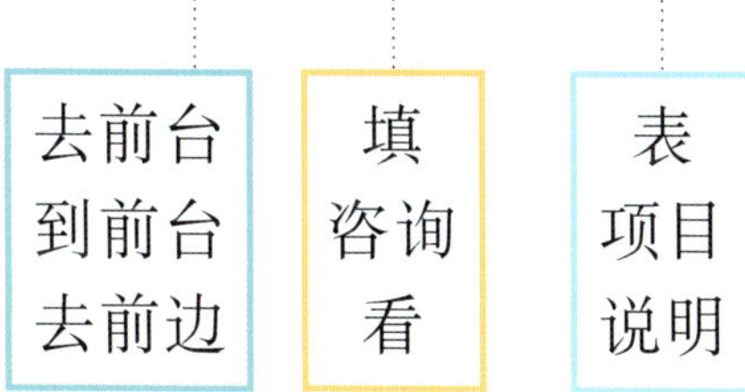

3. 我们就按 体检表的顺序 检查 就可以了。

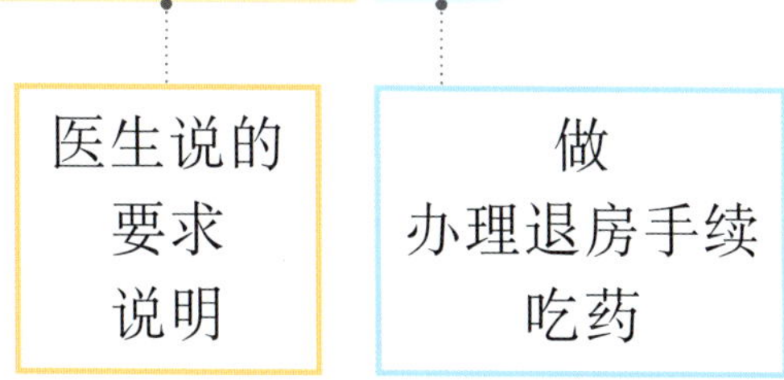

단어 ▶▶ **办理** bànlǐ 동 처리하다. 취급하다 │ **退房** tuìfáng 동 체크아웃하다 │ **手续** shǒuxù 동 수속하다

▶▶ 건강검진을 위해 간호사와 건강검진 순서 및 과정에 대해 이야기하고 있다.

护士　这是您的体检表，请您填一下。
Zhè shì nín de tǐjiǎnbiǎo, qǐng nín tián yíxià.

顾客　填好了，请问体检需要多长时间？
Tiánhǎo le, qǐngwèn tǐjiǎn xūyào duōcháng shíjiān?

护士　大概3个小时左右吧。
Dàgài sān ge xiǎoshí zuǒyòu ba.

请您先到①更衣室换一下衣服，只穿内裤和体检服出来。
Qǐng nín xiān dào gēngyīshì huàn yíxià yīfu, zhǐ chuān nèikù hé tǐjiǎnfú chūlai.

护士　检查项目中有尿检，请您拿着这个小杯到①卫生间接半杯尿。
Jiǎnchá xiàngmù zhōng yǒu niàojiǎn, qǐng nín názhe zhè ge xiǎobēi dào wèishēngjiān jiē bàn bēi niào.

卫生间就在前面。
Wèishēngjiān jiù zài qiánmian.

顾客　护士，这个放在哪儿？
Hùshi, zhè ge fàngzài nǎr?

护士　放在这儿就可以了，我们到①那边做一下体成分检查。
Fàngzài zhèr jiù kěyǐ le, wǒmen dào nà biān zuò yíxià tǐchéngfèn jiǎnchá.

'就可以了 jiù kěyǐ le'는
'~하면 된다'의 뜻으로
회화에서 많이 쓴다.

顾客　这个怎么做？
Zhè ge zěnme zuò?

护士　请您把鞋脱了，站上去②，并③用力握紧手柄……
Qǐng nín bǎ xié tuō le, zhànshàngqu, bìng yònglì wòjǐn shǒubǐng ……

好。可以了，请您下来吧。
Hǎo. Kěyǐ le, qǐng nín xiàlái ba.

顾客 下一个项目是什么？
Xià yí ge xiàngmù shì shénme?

护士 下面我们就按④体检表的顺序检查就可以了。
Xiàmian wǒmen jiù àn tǐjiǎnbiǎo de shùnxù jiǎnchá jiù kěyǐ le.

呼吸系统检查、循环系统检查、眼科检查、血液检查、
Hūxī xìtǒng jiǎnchá、xúnhuán xìtǒng jiǎnchá、yǎnkē jiǎnchá、xuèyè jiǎnchá、

腹部超声波检查和妇科检查。
fùbù chāoshēngbō jiǎnchá hé fùkē jiǎnchá.

顾客 内窥镜检查什么时候做？
Nèikuījìng jiǎnchá shénme shíhou zuò?

护士 您申请的睡眠内窥镜检查是最后一个项目。
Nín shēnqǐng de shuìmián nèikuījìng jiǎnchá shì zuìhòu yí ge xiàngmù.

护士 所有的项目都检查完了，详细情况两天后医生会给您说明。
Suǒyǒu de xiàngmù dōu jiǎnchá wán le, xiángxì qíngkuàng liǎng tiān hòu yīshēng huì gěi nín shuōmíng.

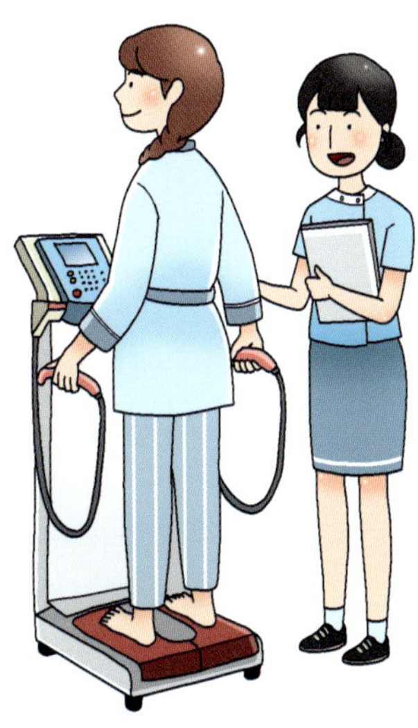

❶ 개사 到

시간이나 도착지를 나타내는 개사 '到'는 우리말의 '~까지, ~에, ~로'에 해당한다. 뒤에 시간 또는
장소를 나타내는 명사를 동반하여 개사구를 이루며 주어와 동사 사이에 위치한다.

> **문형** 주어 + 개사구(到 + 시간/장소) + 동사 + 목적어

· 请您到更衣室换一下衣服。
  Qǐng nín dào gēngyīshì huàn yíxià yīfu.

· 拿着这个小杯到卫生间接半杯尿。
  Názhe zhè ge xiǎobēi dào wèishēngjiān jiē bàn bēi niào.

· 他到韩国来做整形。
  Tā dào Hánguó lái zuò zhěngxíng.

❷ 복합방향보어

복합방향보어는 '上/下, 进/出, 回, 过, 起, 开'가 단순방향보어 '来/去'와 결합해 동사 뒤에 쓰여 동
작의 방향을 지시하는 성분을 말한다. 목적어의 위치는 방향보어 사이와 뒤 모두 가능하다.

· 请您把鞋脱了，站上去。
  Qǐng nín bǎ xié tuō le, zhànshàngqu.

· 我买回来一些高血压药。
  Wǒ mǎihuílai yìxiē gāoxuèyā yào.

· 请把您的姓名和电话号码写下来。
  Qǐng bǎ nín de xìngmíng hé diànhuàhàomǎ xiěxiàlai.

Tip) 목적어가 장소일 때에는 반드시 복합방향보어와 단순방향보어 사이에 넣어야 한다.

예 他走进更衣室去了。 Tā zǒujìn gēngyīshì qù le.

❸ 부사 并

부사 '并'은 우리말의 '함께, 같이, 동시에'라는 뜻으로, 두 가지 일이 연이어 나타나거나 또는 동시에 진행하는 것을 표현한다.

· 站上去，**并**用力握紧手柄。
  Zhànshàngqu, bìng yònglì wòjǐn shǒubǐng.

· 您到挂号处挂号，**并**填好您的体检表。
  Nín dào guàhàochù guàhào, bìng tiánhǎo nín de tǐjiǎnbiǎo.

· 他来韩国做了整形，**并**做了体检。
  Tā lái Hánguó zuò le zhěngxíng, bìng zuò le tǐjiǎn.

❹ 개사 按

규칙이나 행위에 기준하여 한다는 의미로, 우리말의 '~에 따라서, ~에 의해서, ~대로'의 뜻이다. '按'은 개사로 뒤에 명사가 오며, 주어와 동사 사이에 위치한다.

· **按**体检表的顺序检查就可以了。
  Àn tǐjiǎnbiǎo de shùnxù jiǎnchá jiù kěyǐ le.

· **按**医生说的做吧。
  Àn yīshēng shuō de zuò ba.

· **按**说明用药。
  Àn shuōmíng yòngyào.

단어 》》 **挂号处** guàhàochù 접수처 | **挂号** guàhào 동 접수하다 | **用药** yòngyào 동 약(품)을 사용하다

正常范围 zhèngcháng fànwéi 정상 범위	体重 tǐzhòng 체중	身高 shēngāo 신장
视力 shìlì 시력	血压 xuèyā 혈압	空腹 kōngfù 공복
双手叉腰 shuāngshǒu chāyāo 두 손을 양 허리에 대다	深呼吸 shēnhūxī 심호흡	脂肪肝 zhīfánggān 지방간

▶▶ 做体检要在前一天晚上9点开始禁食、禁水。

Zuò tǐjiǎn yào zài qián yì tiān wǎnshang jiǔ diǎn kāishǐ jìnshí、jìnshuǐ.

건강검진을 받기 위해서는 전날 저녁 9시부터 음식을 먹거나 물을 마시면 안 됩니다.

▶▶ 体检时间定在明天上午9点半。

Tǐjiǎn shíjiān dìngzài míngtiān shàngwǔ jiǔ diǎn bàn.

건강검진 시간은 내일 오전 9시 반으로 예약되었습니다.

▶▶ 涂抹凝胶时有点凉。

Túmǒ níngjiāo shí yǒudiǎn liáng.

젤라틴을 바를 때는 조금 차갑습니다.

단어 ▶▶ 禁食 jìnshí 동 금식하다 | 禁水 jìnshuǐ 동 금수하다. 물을 마시지 않다 | 定 dìng 동 ~로 정하다. 약속되다 |

涂抹 túmǒ 명 바르다. 칠하다 | 凝胶 níngjiāo 명 겔(Gel). 젤라틴(Gelatin) | 凉 liáng 형 차다

병원 업무

医院 yīyuàn 병원

挂号 guàhào 접수, 등록하다
排队 páiduì 줄을 서다

服务台 fúwùtái 안내 데스크
说明书 shuōmíngshū 설명서

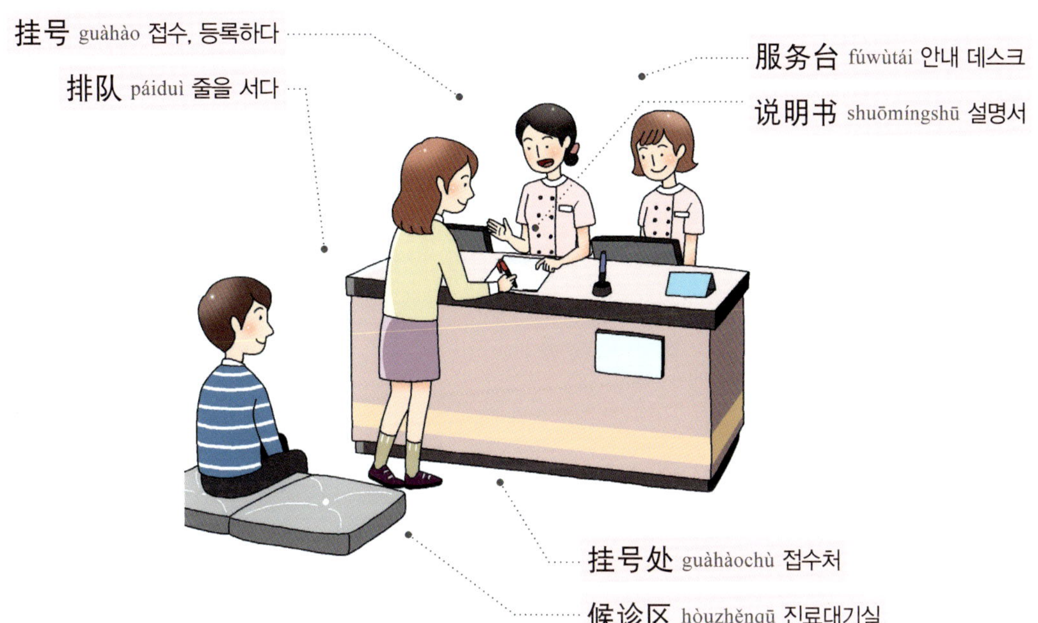

挂号处 guàhàochù 접수처
候诊区 hòuzhěnqū 진료대기실

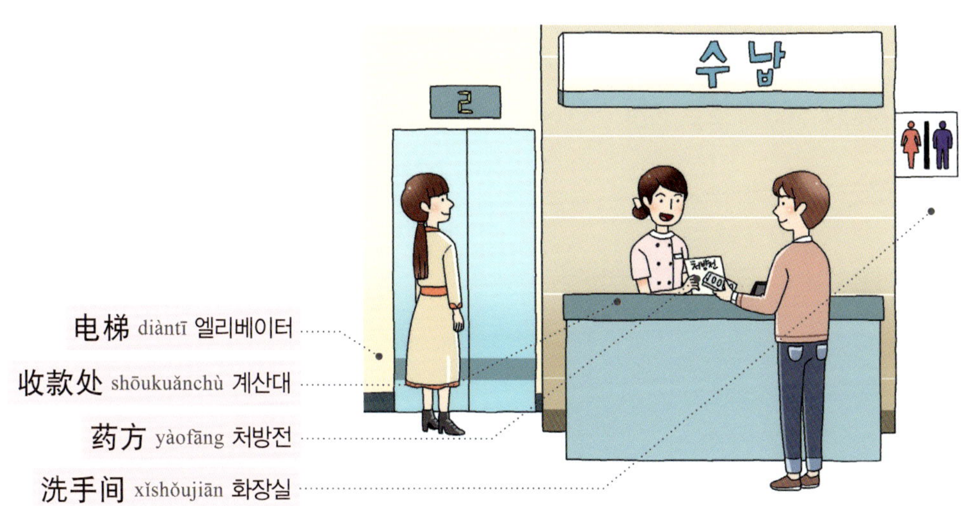

电梯 diàntī 엘리베이터
收款处 shōukuǎnchù 계산대
药方 yàofāng 처방전
洗手间 xǐshǒujiān 화장실

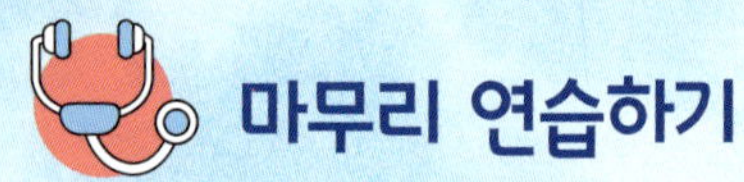

1. 다음 빈칸에 들어갈 단어를 보기 에서 골라 문장을 완성하세요.

> 보기   一下   到   并   按

❶ 我们 ＿＿＿＿ 体检表的顺序检查就可以了。

❷ 我去韩国旅行，＿＿＿＿ 去做了整形。

❸ 我们到那边做 ＿＿＿＿ 体成分检查。

❹ 请您拿着这个小杯 ＿＿＿＿ 卫生间接半杯尿。

2. 아래의 문장을 중국어로 번역하세요.

❶ 건강검진 소요시간은 얼마나 되나요?

＿＿＿＿＿＿＿＿＿＿＿＿＿＿＿＿＿＿＿＿＿＿

❷ 먼저 탈의실에 가셔서 옷을 갈아 입으세요.

＿＿＿＿＿＿＿＿＿＿＿＿＿＿＿＿＿＿＿＿＿＿

❸ 수면내시경검사는 가장 마지막 항목입니다.

＿＿＿＿＿＿＿＿＿＿＿＿＿＿＿＿＿＿＿＿＿＿

❹ 자세한 사항은 이틀 뒤에 의사선생님이 설명해 드릴 겁니다.

＿＿＿＿＿＿＿＿＿＿＿＿＿＿＿＿＿＿＿＿＿＿

3. 실무 회화에 근거하여 다음 질문에 답하세요.

❶ 体检需要多长时间?

❷ 顾客都做了什么体检?

❸ 顾客内窥镜检查什么时候做?

❹ 检查结果什么时候出来?

4. 실무 회화 내용을 활용하여, 다음 상황에 알맞은 대화를 만들어 직접 대화해 보세요.

장소   내과   상황   건강검진

참고단어   填表 / 检查项目 / 详细情况 / 医生

한국 의료관광의 특장점

한국 의료서비스의 경쟁력은 앞선 의료기술과 그에 비해 저렴한 가격과 **빠른 서비스**에 있다. 한국의 앞선 의료기술은 이미 해외에서 인정받고 있으며 주요 암의 발병 후 5년 생존율과 간이식 성공률은 미국보다 우위에 있다고 판단되고 있다. 대표적으로 위암의 발병 후 5년 생존율은 한국이 67%, 미국이 26.9%이며 최근 젊은 여성에게 많이 발병되고 있는 갑상선암의 경우 5년 생존율이 99.8%에 달하고 있다.

또한 한국은 **최첨단 의료기술**인 양성자 치료기술을 보유하고 아시아에서 유일한 양성자 치료센터를 운영하고 있으며, **양성자 치료비용**도 미국(2~3억 원 소요)의 1/4수준인 5천만 원선에서 이루어지고 있다. 양성자 치료센터는 세계에 29개뿐인데, 양성자 치료장비는 보통의 방사선 장비와 달리 1억 달러를 호가하는 고가이다. 양성자 치료는 양성자빔을 쏘아 주변의 피해를 극소화하는 정밀한 방법으로 수술을 최소화하는 치료방법으로 각광받고 있다. 그 밖에도 최첨단 의료기기인 다빈치 수술로봇(고해상도 3D 영상을 보며 수술을 할 수 있는 로봇 수술장비) 26대를 비롯하여, 사이버 · 감마나이프(방사선 수술기구), 트릴로지(최첨단 방사선 의료기기) 등 **최첨단 의료장비 및 시설**을 보유하고 있다. 또한 양한방 척추치료 등 고유치료 기술을 선보이고 있으며, 자궁암과 뇌졸중 치료기술에서는 세계 1,2위 수준이다.

한국 특유의 효율적인 시스템과 **빠른 서비스**를 내세워 검진센터 등에서도 경쟁력을 인정받고 있고, PACS 등 의료정보시스템 역시 세계 최고수준으로 선진국으로의 해외수출도 꾸준히 늘고 있다.

한국의 의료서비스는 특유의 효율적 시스템과 발전된 IT기술의 융합으로 One-stop 서비스가 일반화되어 있고 최첨단장비 보유현황에 있어서도 세계 최고수준을 유지하고 있다. 고도의 기술이 요구되는 간이식 수술의 경우 한국의 연간 간이식 수술건수는 2010년 기준 1,066건이며, 성공률도 96%로 세계 1위 수준으로 선진국 평균인 85%를 훌쩍 뛰어넘고 있다. 또한 고도의 기술이 요구되는 고비용 치료인 심장질환과 관절교체의 경우 치료비가 미국의 1/3수준, 일본의 2/3수준으로 높은 의료기술 수준에도 강력한 가격 경쟁력을 확보하고 있다.

이 같은 기술경쟁력과 서비스경쟁력은 OECD 회원국 중에서도 상위권으로 의료시설 및 장비는 34개국 중 2위, 의료서비스 경쟁력은 4위, 기술 수준은 9위를 기록할 정도로 인정받고 있다.

의료기관	• 총 52,283개 의료기관 • 상급종합병원 43개 • 병원 1,900개	**의료기술**	• 암 5년 생존율 평균 64% • 간이식, 당뇨병, 심장, 척추수술, 성형, 피부, 한의학 등 우수
의료비용	• 미국의 1/3, 일본의 2/3 • 관상동맥우회술 2만 4천 달러 (미국 14만 4천 달러의 17%) • 척추융합술 1만 7천 달러(미국의 17%)	**의료장비**	• 양성자 치료시설: 아시아 유일 1개 보유 • 다빈치로봇 시스템: 11개 병원 26개 보유 • 그 외 사이버 감마나이프, 트릴로지 등 최첨단 의료장비 및 설비 보유

※출처: 한국관광공사 홈페이지 《한국의료관광총람》, 한국 의료관광의 특장점

✚ NCS 능력 단위 알기

※ 출처: 국가직무능력표준 NCS 홈페이지

NCS 능력 단위	환자 상담관리	환자 상담관리란 내원 전 내원 후 환자의 진료에 대한 궁금증을 해소시키고, 진료와 병원에 대한 신뢰도를 높이는 능력이다.
환자 상담관리2 불만환자 상담하기		1. 환자의 불만사항을 경청하고 병원 내 불만사항 접수 양식에 따라 접수하여 담당자에게 전달하고 안내할 수 있다. 2. 환자 유형별 응대 매뉴얼에 따라 불만사항을 신속히 응대할 수 있다. 3. 불만사항의 원인과 사실을 해당부서와 공유하여 재발을 최소화 할 수 있다. 4. 환자의 불만이 잘 해결되었은지 피드백을 통해서 확인할 수 있다.
	지식	• 진료 흐름도 관련 지식 • 의료커뮤니케이션 관련 지식 • 불만환자 응대에 관한 지식
	기술	• 불만환자의 욕구를 이해하는 능력
	태도	• 불만환자의 중요성을 인식하는 태도 • 친절하고 신속 정확한 업무 처리 태도 • 환자를 이해하고 배려하는 태도 • 공감하고 경청하는 태도

〈환자 상담관리 2 – 불만환자 상담하기〉 중국어 표현 익히기

🎧 10-7

1) 对手术您有什么不满意的吗? 수술에 대해 불만족스러운 것이 있습니까?

Duì shǒushù nín yǒu shénme bù mǎnyì de ma?

2) 做完手术后，浮肿是自然的。 수술이 끝난 후에 부종이 자연스럽게 생길 겁니다.

Zuòwán shǒushù hòu, fúzhǒng shì zìrán de.

3) 先观察一下，不行的话再做治疗。 먼저 좀 지켜보시고 안 된다면 다시 치료하시죠.

Xiān guānchá yíxià, bùxíng de huà zài zuò zhìliáo.

4) 目前最不舒服的地方是哪儿? 현재 가장 불편한 곳이 어디입니까?

Mùqián zuì bù shūfu de dìfang shì nǎr?

5) 不好意思让您久等了，我们会马上安排的。 오래 기다리시게 하여 죄송합니다. 바로 배치해 드리겠습니다.

Bùhǎoyìsi ràng nín jiǔ děng le, wǒmen huì mǎshàng ānpái de.

6) 因为前边患者的治疗延迟，对不起，您还得等10分钟。

Yīnwèi qiánbiān huànzhě de zhìliáo yánchí, duìbuqǐ, nín hái děi děng shí fēnzhōng.

이전 환자의 치료가 늦어져, 죄송하지만 10분 정도 기다려주셔야 합니다.

PET-CT影像検査
PET-CT 영상 검사

학습 내용

PET-CT는 현재까지 알려진 암의 영상 진단 방법 중 가장 초기에, 가장 정확하게 암을 찾아내는 최첨단 검사방법으로 이 검사를 위해 한국을 찾는 외국인 의료관광객이 많은 만큼 PET-CT 영상 검사 전 환자가 해야 할 일과 검사 후 주의사항, 검진 소요시간 등에 대한 표현을 익혀보도록 하자.

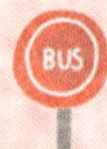
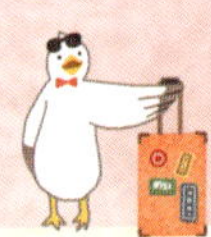

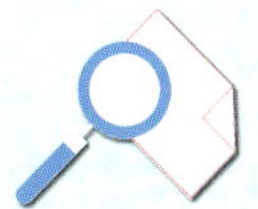 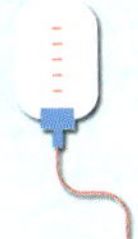 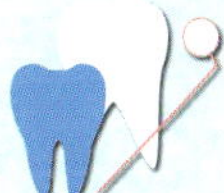 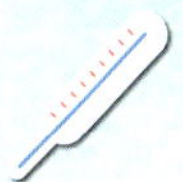

1. 不能戴任何饰品。

2. 多喝水多排尿渐渐就会没的。

3. 溶液分布到全身得需要40-50分钟。

1. 방위명사 ……之前

2. 부사 还

3. 부사 渐渐

4. 고정구 一边……，一边……

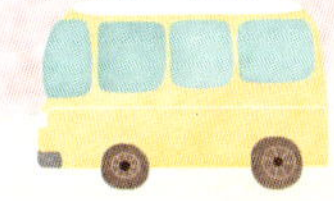

☑ 새단어 알고 가기

PET-CT影像检查	PET-CT yǐngxiàng jiǎnchá	PET-CT 영상 검사
小便	xiǎobiàn	명 소변. 오줌
排空	páikōng	동 깨끗하게 비우다. 남김없이 제거하다
任何	rènhé	대 어떤. 어떠한
饰品	shìpǐn	명 액세서리. 장신구
药物过敏	yàowù guòmǐn	약물 알레르기가 있다. 약물 이상 반응이 있다
注射	zhùshè	동 주사하다
放射线	fàngshèxiàn	명 방사선
溶液	róngyè	명 액. 용액
留	liú	동 머무르다. 체재하다. 남다
体内	tǐnèi	명 체내
排尿	páiniào	동 배뇨하다. 오줌 누다
渐渐	jiànjiàn	부 점점. 점차
会	huì	동 ~할 것이다 [추측을 나타냄]
休息室	xiūxishì	명 휴게실

★ 休息 xiūxi 동 휴식하다

分布	fēnbù	동 (일정한 지역에) 분포하다. 널려 있다
全身	quánshēn	명 전신
约	yuē	부 대략. 약

▶▶ 이 과의 주요 표현을 미리 듣고 읽고 학습해보세요.

1. 不能 戴 任何 饰品 。

| 吃
做
注射 | 食物
检查
药物 |

2. 多 喝水 多 排尿 渐渐就会 没 的。

| 休息
走动
吃 | 运动
睡觉
睡 | 康复
健康
变胖 |

3. 溶液分布 到 全身 得需要 40-50分钟 。

| 从检查
脸部护理
从手术 | 整形
腹部护理
恢复 | 1千万
80分钟
2-3个月 |

단어 注射 zhùshè 동 주사하다 | 康复 kāngfù 동 건강을 회복하다 | 变胖 biànpàng 살찌다. 실해지다

▶▶ PET-CT 검사를 하기 위해 조영제를 주사하며 상담 중이다.

护士　做PET-CT影像检查之前①要把小便排空，不能戴任何饰品。
Zuò PET-CT yǐngxiàng jiǎnchá zhīqián yào bǎ xiǎobiàn páikōng, bù néng dài rènhé shìpǐn.

顾客　知道了。
Zhīdào le.

护士　请问有没有药物过敏？
Qǐngwèn yǒu méiyǒu yàowù guòmǐn?

顾客　没有。
Méiyǒu.

护士　平时有没有不舒服的地方？
Píngshí yǒu méiyǒu bù shūfu de dìfang?

顾客　没有。
Méiyǒu.

护士　现在给您注射放射线溶液。
Xiànzài gěi nín zhùshè fàngshèxiàn róngyè.

> '短时间 duǎn shíjiān'은 명사로 쓰여 '단시간, 짧은 시간'이라는 뜻이다.

顾客　我听说，这种溶液在检查完之后短时间内还②会留在体内。
Wǒ tīngshuō, zhè zhǒng róngyè zài jiǎnchá wán zhīhòu duǎn shíjiān nèi hái huì liúzài tǐnèi.

护士　是这样，回去后多喝水多排尿渐渐③就会没的。
Shì zhèyàng, huíqù hòu duō hē shuǐ duō páiniào jiànjiàn jiù huì méi de.

　　　注射完了。请您到休息室休息。
Zhùshè wán le. Qǐng nín dào xiūxishì xiūxi.

> '是这样 shì zhèyàng'은 '그래요!, 맞아요!'의 뜻으로, 동의의 의미로 대답할 때 쓰인다.

顾客　**不是马上检查吗？**
Búshì mǎshàng jiǎnchá ma?

护士　**溶液分布到全身得需要40-50分钟。**
Róngyè fēnbù dào quánshēn děi xūyào sìshí dào wǔshí fēnzhōng.

顾客　**是吗？检查需要多长时间？**
Shì ma? Jiǎnchá xūyào duōcháng shíjiān?

护士　**约45-90分钟。您一边听音乐，一边④休息吧。**
Yuē sìshíwǔ dào jiǔshí fēnzhōng. Nín yìbiān tīng yīnyuè, yìbiān xiūxi ba.

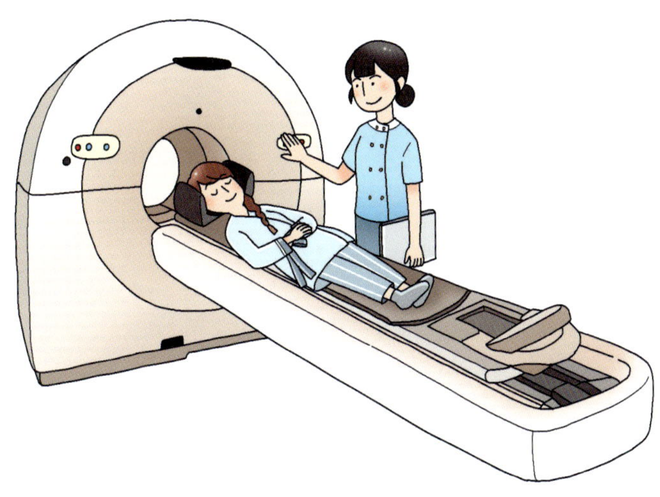

❶ 방위명사 ……之前

'……之前'은 사건이나 일 등이 발생하기 직전의 시점일 때에 쓰는 방위명사이다. 수량사 또는 나이, 시간, 공간 등을 나타내는 단어와 함께 쓰이며, 주로 시간명사나 동사 뒤에 위치하여 우리말의 '~하기 전에'의 뜻을 나타낸다.

· 做PET-CT影像检查 之前 要把小便排空。
  Zuò PET-CT yǐngxiàng jiǎnchá zhīqián yào bǎ xiǎobiàn páikōng.

· 你来韩国 之前 好好儿咨询一下。
  Nǐ lái Hánguó zhīqián hǎohāor zīxún yíxià.

· 整形 之前 先做好准备。
  Zhěngxíng zhīqián xiān zuòhǎo zhǔnbèi.

> **Tip)** 사건이나 일 등이 발생한 직후의 시점일 때에는 '……之后'를 쓰며 '之'는 생략 가능하다. 8과에서 배운 바 있다.
>
> **예** 这个检查做完之后不能开车。 Zhè ge jiǎnchá zuòwán zhīhòu bù néng kāichē.
> 回去后多喝水多排尿。 Huíqù hòu duō hē shuǐ duō páiniào.

❷ 부사 还

부사 '还'는 우리말의 '또, 더, 게다가'의 의미로 이미 지정된 범위 외에 더 증가하거나 보충됨을 나타낸다.

· 溶液短时间内 还 会留在体内。
  Róngyè duǎn shíjiān nèi hái huì liúzài tǐnèi.

· 我 还 想做体检。
  Wǒ hái xiǎng zuò tǐjiǎn.

· 你先走吧，我 还 要坐一会儿。
  Nǐ xiān zǒu ba, wǒ hái yào zuò yíhuìr.

❸ 부사 渐渐

부사 '渐渐'은 정도가 더욱 심화되는 현상을 나타낼 때 쓰는 표현으로 우리말의 '점점, 점차'의 뜻이다.

· 回去后多喝水多排尿 渐渐 就会没的。
  Huíqù hòu duō hē shuǐ duō páiniào jiànjiàn jiù huì méi de.

· 溶液 渐渐 地分布到全身。
  Róngyè jiànjiànde fēnbù dào quánshēn.

· 整形让她 渐渐 地变漂亮了。
  Zhěngxíng ràng tā jiànjiànde biàn piàoliang le.

❹ 고정구 一边……, 一边……

동사 앞에 각각 놓여 두 가지 이상의 동작이 동시에 진행됨을 나타낸다. 우리말로 '~하면서 ~하다'의 의미이다.

· 一边 听音乐, 一边 休息。
  Yìbiān tīng yīnyuè, yìbiān xiūxi.

· 一边 吃药, 一边 治疗。
  Yìbiān chī yào, yìbiān zhìliáo.

· 一边 看护照, 一边 填表。
  Yìbiān kàn hùzhào, yìbiān tiánbiǎo.

核磁共振
hécígòngzhèn
MRI

心电图
xīndiàntú
심전도

肺功能检查
fèigōngnéng jiǎnchá
폐기능검사

超声波检查
chāoshēngbō jiǎnchá
초음파검사

胸部X光射线
xiōngbù X guāngshèxiàn
흉부 X-ray

宫颈癌检查
gōngjǐng'ái jiǎnchá
자궁경부암검사

CT检查
CT jiǎnchá
CT검사

放射科
fàngshèkē
방사선과

体检中心
tǐjiǎn zhōngxīn
검진센터

≫ 请问，您有糖尿病吗？血糖高吗？

Qǐngwèn, nín yǒu tángniàobìng ma? Xuètáng gāo ma?

실례지만, 당뇨병이 있습니까? 혈당이 높습니까?

≫ 做检查前一天不要运动，当天不要嚼口香糖，少说话。

Zuò jiǎnchá qián yì tiān búyào yùndòng, dàngtiān búyào jiáo kǒuxiāngtáng, shǎo shuōhuà.

검사 하루 전 날에는 운동을 하지 마시고, 당일에는 껌을 씹지 말고 말을 적게 하시기 바랍니다.

≫ 明天体检，今天晚上9点以后要禁食，不能喝任何饮料、

Míngtiān tǐjiǎn, jīntiān wǎnshang jiǔ diǎn yǐhòu yào jìnshí, bù néng hē rènhé yǐnliào、

茶还有咖啡。

chá háiyǒu kāfēi.

내일 건강검진이 있으니, 오늘 저녁 9시 이후 금식하시고 어떠한 음료나 차, 커피도 마시면 안 됩니다.

단어 ≫≫≫ 　糖尿病 tángniàobìng 명 당뇨병 ｜ 血糖 xuètáng 명 혈당 ｜ 运动 yùndòng 동 운동하다 ｜
当天 dāngtiān 명 당일 ｜ 不要 búyào 동 ～하지 마라 ｜ 嚼 jiáo 동 씹다 ｜ 口香糖 kǒuxiāngtáng 명 껌

병원 시설

诊疗室 zhěnliáoshì 진찰실
医生 yīshēng 의사
检查 jiǎnchá 진료하다

做X光透视 zuò X guāng tòushì X-ray 검사를 하다

病房 bìngfáng 입원실
住院 zhùyuàn 입원하다/出院 chūyuàn 퇴원하다
轮椅 lúnyǐ 휠체어
探视 tànshì 문안하다
病号服 bìnghàofú 환자복

手术室 shǒushùshì 수술실
手术台 shǒushùtái 수술대

急诊室
急诊室 jízhěnshì 응급실
担架 dānjià 들것
救护车 jiùhùchē 구급차

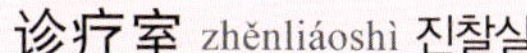

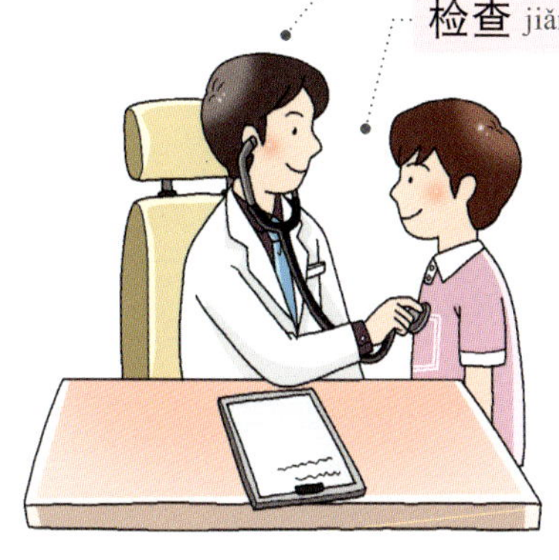

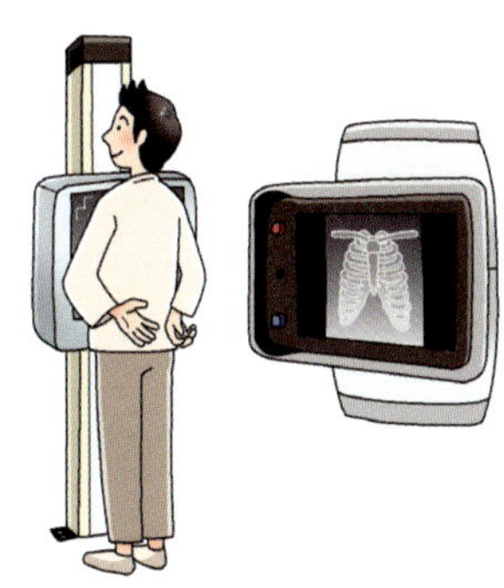

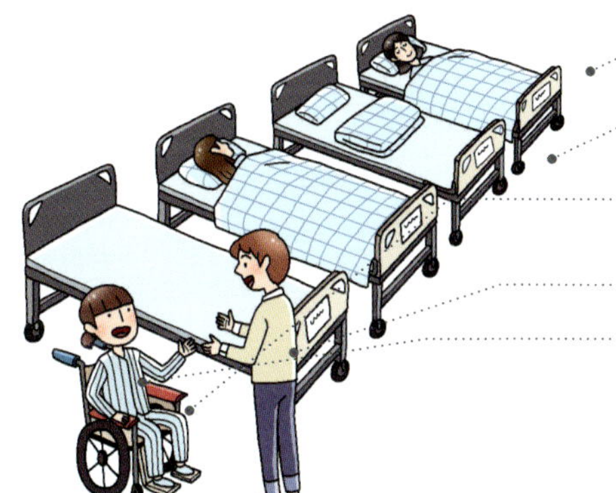

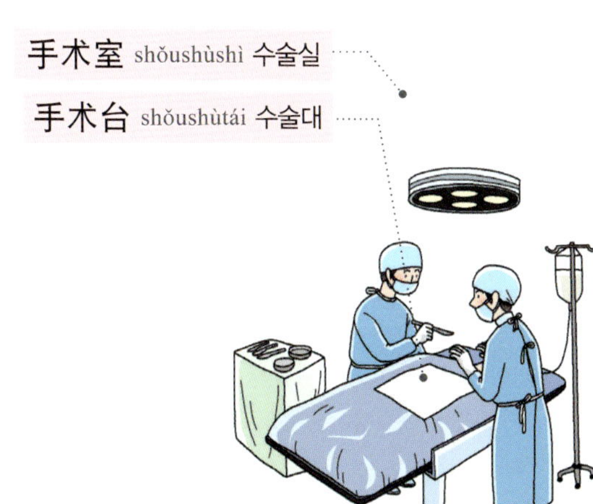

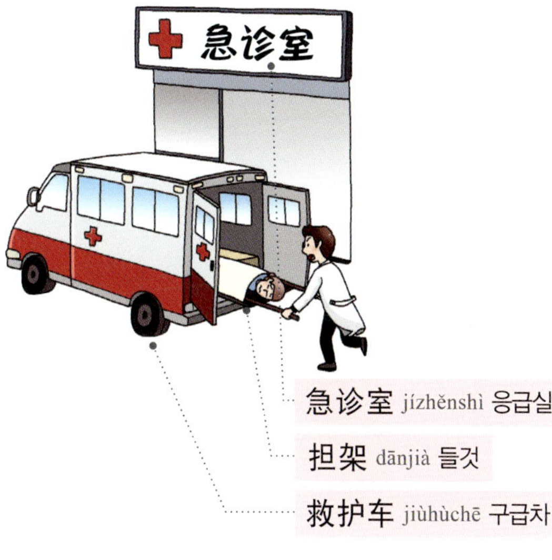

마무리 연습하기

1. 다음 빈칸에 들어갈 단어를 보기 에서 골라 문장을 완성하세요.

> 보기　　……之前　　到　　渐渐　　一边……，一边……

❶ 在休息室里　　　　　听音乐，　　　　　休息。

❷ 做PET-CT影像检查　　　　　，先给您注射放射线溶液。

❸ 身体里的溶液　　　　　地没了。

❹ 溶液分布　　　　　全身得需要40-50分钟。

2. 아래의 문장을 중국어로 번역하세요.

❶ 건강검진 할 때 어떠한 액세서리도 착용하시면 안 됩니다.

---

❷ 약물 알레르기가 있으신가요?

---

❸ 집으로 돌아가신 후에 물을 많이 마시고 소변을 많이 배출하시면 점차 없어질 것입니다.

---

❹ 용액이 전신에 퍼지는 데 40–50분의 시간이 소요됩니다.

---

3. 실무 회화에 근거하여 다음 질문에 답하세요.

❶ 溶液在体检之后还会留在体内吗?

❷ 注射溶液后能马上检查吗? 为什么?

❸ 顾客在休息室可以做什么?

❹ PET-CT影像检查需要多长时间?

4. 실무 회화 내용을 활용하여, 다음 상황에 알맞은 대화를 만들어 직접 대화해 보세요.

| 장소 | 내과 | 상황 | PET-CT 영상 검사 |

참고단어　注射 / 放射性溶液 / 分布 / 留在体内 / 渐渐消失

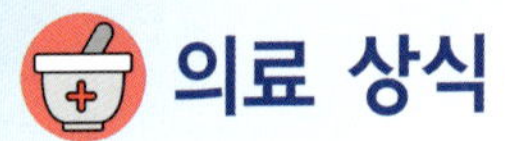

의료 상식

의료사고란 의료행위 중에 의료진의 과실이나 환자 측의 소인(예: 특이체질)으로 인해 환자에게 예상하지 못한 상해나 사망과 같은 좋지 않은 결과가 발생한 경우를 가리킨다. 의료사고가 발생하면 의료분쟁으로까지 연결되어 질적 의료관광서비스에 장애로 발전될 수 있으니 의료사고를 막고 의료분쟁을 줄이는 꾸준하고도 전반적인 노력이 필요하다.(*의료분쟁이란 의료행위와 관련하여 의료사고가 발생한 경우 의료진의 과실에 의한 의료사고뿐만 아니라 그 원인이 명확히 규명되지 않아 의료기관과 환자 사이에 다툼이 있는 경우를 말함.)

의료사고를 막고 의료분쟁을 줄이기 위해서는 가장 먼저 의료인의 가장 기본적인 의무인 설명의무를 강화하여 외국인 환자들이 의료행위의 의미와 내용을 충분히 이해할 수 있도록 해야 한다. 그러기 위해서는 통역의 오류에 대비하여 실력 있는 의료전문통역사나 의료코디네이터가 필요하다. 의료진과 의료코디네이터 및 통역사 간에는 신뢰의 원칙이 제한적으로 적용되므로 의료진 입장에서 조금이라도 의심스러운 부분이 있다면 코디네이터나 통역사에게 재차 확인하는 의무가 반드시 적용되어야 한다. 또한 진료과정을 환자 또는 의사의 동의 하에 (음성)녹음해 두어 분쟁발생 시 증거자료로 활용할 수 있도록 해야 한다.

그리고 의료인의 충분한 설명 이후에는 환자가 지켜야 할 주의사항과 의사가 설명한 사항 등이 구체적으로 기재된 각종 동의서(수술이나 그 외 처치 및 약물투여 등) 양식에 환자로부터 직접 서명을 받아야 한다. 아울러 진료기록이나 간호기록, 검사기록, 원무기록 등에 외국인 환자와 관련한 특이점 및 자세한 경과 등을 기재해야 한다.

투약 사고의 대비로는 처방을 하거나 복용 지도 등을 할 때 환자 측에서 충분히 이해할 수 있도록 자세한 설명을 하고, 주의사항을 문서로 만들어 약과 함께 제공하는 것이 좋다.

위의 내용보다 선행되어야 하는 것이 의료진 및 관련 업무자 교육이라고 할 수 있는데, 의료진 및 간호조무사, 의료기사, 통역사, 병원직원 등은 외국인 환자 진료와 관련한 법규 및 의료분쟁 예방에 관한 교육이 반드시 필요하며 외국별 환자의 문화적 특성이나 체질적 특징에 관한 사전적 교육 또한 선행되는

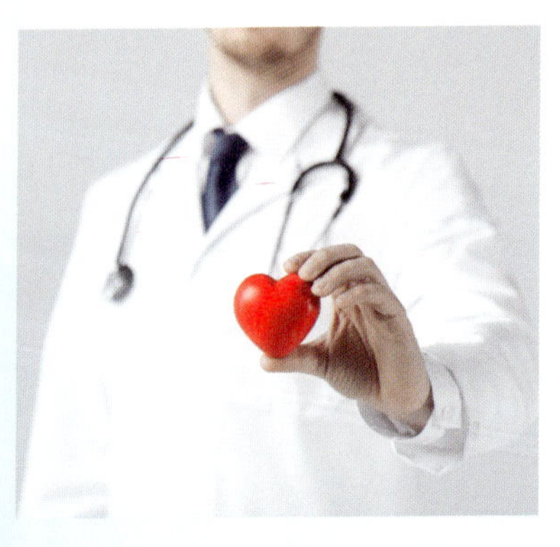

것이 좋겠다. 또한 입원하지 않은 환자를 위한 24시간 콜 센터를 운영하여 수시로 환자의 상태를 체크하는 것이 좋다.

이러한 선행 조건에도 불구하고 분쟁이 발생했을 시를 대비해 진료계약서에 분쟁해결의 절차와 방법에 대하여 미리 규정해두는 것이 좋고 환자가 자국으로 돌아가 별도의 소송을 진행할 경우를 대비하여 재판관할권과 준거법에 관한 규정이 필요하다.

※ 출처: 대한병원 협회, 의료분쟁

✚ NCS 능력 단위 알기

※ 출처: 국가직무능력표준 NCS 홈페이지

NCS 능력 단위	수납관리	수납관리란 진료를 위한 환자들에게 수속 절차상에 따른 영수증 발행, 청구수납, 미수금 관리, 증명서 발급, 진료비 수납기록 관리, 보험청구 등을 처리하는 능력이다.
수납관리 1 청구 수납하기		1. 의사의 처방 입력정보에 따라서 진료비 내역을 조회할 수 있다. 2. 환자의 인적사항, 보험사항, 처방 입력사항을 확인 후 환자에게 진료비를 통지할 수 있다. 3. 보험급여 유형별로 진료비를 계산하고 환자 및 보호자에게 설명할 수 있다. 4. 환자의 진료내역에 따라 처방전을 발행할 수 있다. 5. 환자의 진료내역을 확인하고 진료예약증을 발행할 수 있다. 6. 결제 금액에 따라 환자에게 완납과 미수금 여부를 알리고 문자로 발송할 수 있다.
	지식	• 수납흐름도 관련 지식 • 초 · 재진 및 급여유형 • 진료과목 특성 • 의학용어 지식
	기술	• 병원 정보 시스템 활용 능력
	태도	• 환자의 요청에 대한 적극적인 수용 • 친절하고 신속 정확한 업무처리 태도 • 경청하는 매너

〈수납관리 1 – 청구 수납하기〉 중국어 표현 익히기

1) 您的检查费用是150万韩币。　검사비는 한화로 150만 원입니다.　🎧 11-8
Nín de jiǎnchá fèiyòng shì yìbǎi wǔshí wàn Hánbì.

2) 请到收款处交费。　수납처에서 수납하세요.
Qǐng dào shōukuǎnchù jiāofèi.

3) 一张是处方，另一张是收据。　한 장은 처방전이고 다른 한 장은 영수증입니다.
Yì zhāng shì chǔfāng, lìng yì zhāng shì shōujù.

4) 这是处方，请您到附近的药店买药。　이것은 처방전이니, 가까운 약국에 가서 약을 사세요.
Zhè shì chǔfāng, qǐng nín dào fùjìn de yàodiàn mǎi yào.

5) 请按说明按时吃药。　설명에 따라 제때에 약을 드세요.
Qǐng àn shuōmíng ànshí chī yào.

6) 请您到一楼取药口取药。　1층의 약 받아가는 곳에 가서서 약을 받아가세요.
Qǐng nín dào yī lóu qǔyàokǒu qǔ yào.

12

观光与回国

관광과 귀국

학습 내용

의료를 위해 한국을 방문한 의료관광객들이 각종 의료서비스를 마친 후 한국의 다양한 볼거리와 먹을거리를 즐길 수 있도록 한국의 문화에 대해 소개하고 관광 정보까지 추천하여 한국에서의 즐거운 추억을 만들 수 있도록 다양한 표현을 배워보자.

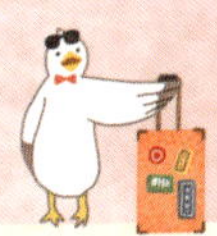

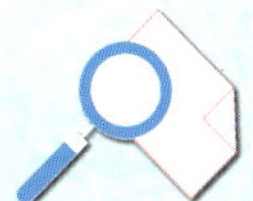 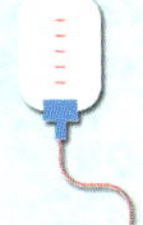 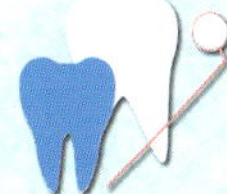 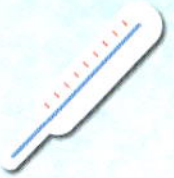

1. 今天只能在首尔逛逛了。

2. 能推荐给我几个好玩儿的地方吗？

3. 我在大厅等你们。

1. 동사 只能

2. 접속사 或者

3. 동사 多亏

4. 부사 再

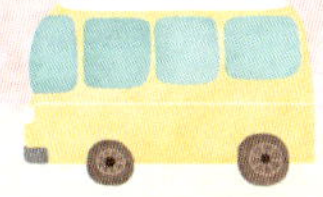

☐ 恭喜	gōngxǐ	동	축하하다
☐ 安心	ānxīn	형	마음놓다. 안심하다
☐ 只能	zhǐnéng	동	~할 수밖에 없다. 다만 ~할 수 있을 뿐이다
☐ 逛	guàng	동	돌아다니다. 산보하다. 구경하다
☐ 推荐	tuījiàn	동	추천하다. 소개하다
☐ 好玩儿	hǎowánr	형	재미있다. 흥미있다
☐ 游船	yóuchuán	명	유람선
☐ 乱打表演	Luàndǎ biǎoyǎn		난타 공연
☐ 烤肉	kǎoròu		불고기
☐ 参鸡汤	shēnjītāng		삼계탕
☐ 韩式套餐	hánshì tàocān		한정식
☐ 办	bàn	동	~하다. 처리하다
☐ 大厅	dàtīng	명	로비
☐ 多亏	duōkuī	동	덕분이다. 덕택이다
☐ 帮助	bāngzhù	동	돕다
☐ 一切	yíqiè	대	일체. 전부. 모든
☐ 顺利	shùnlì	형	순조롭다. 일이 잘 되어가다
☐ 希望	xīwàng	동	희망하다. 바라다
☐ 祝	zhù	동	기원하다. 축복하다
☐ 一路顺风	yílù shùnfēng	성	하시는 일이 모두 순조롭기를 바랍니다

>> 이 과의 주요 표현을 미리 듣고 읽고 학습해보세요.

1. 今天只能在 首尔 逛逛了。

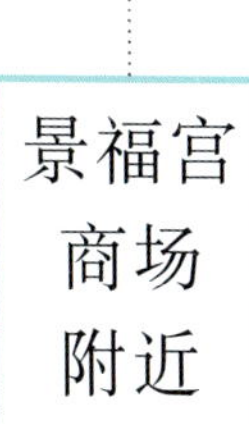

2. 能推荐给我几个 好玩儿的地方 吗?

旅游景点
购物的地方
美容医院

3. 我在 大厅 等你们。

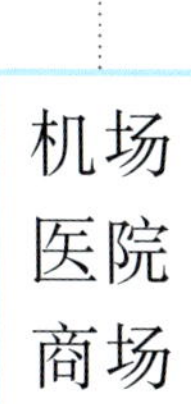

단어 >> **首尔** Shǒu'ěr 명 서울 ｜ **景福宫** Jǐngfúgōng 명 경복궁 ｜ **商场** shāngchǎng 명 상점. 쇼핑 센터 ｜
附近 fùjìn 명 부근 ｜ **旅游景点** lǚyóu jǐngdiǎn 관광명소 ｜ **购物** gòuwù 동 물품을 구입하다. 물건을 사다

▶▶ 의료서비스를 마치고 마지막 날 서울 관광에 나서려고 한다.

导诊员　恭喜您，您的整形手术都很成功，体检也没什么问题。
Gōngxǐ nín, nín de zhěngxíng shǒushù dōu hěn chénggōng, tǐjiǎn yě méi shénme wèntí.

顾客　谢谢您，这下我就安心了。
Xièxie nín, zhèxià wǒ jiù ānxīn le.

> '这下 zhèxià'는 '이번에, 이제야, 이제서야'의 의미로 쓰인다.

导诊员　您明天就要回国了，是吗?
Nín míngtiān jiùyào huíguó le, shì ma?

> '就要……了 jiùyào……le'는 '머지않아 ~하다. 곧 ~하다'의 뜻으로 상황이 곧 발생함을 나타낸다.
> '快要……了 kuàiyào……le,
> 将要……了 jiāngyào……le'와 같은 뜻이다.

顾客　是啊，所以今天只能①在首尔逛逛了，
Shì a, suǒyǐ jīntiān zhǐnéng zài Shǒu'ěr guàngguang le,

能推荐给我几个好玩儿的地方吗?
néng tuījiàn gěi wǒ jǐ ge hǎowánr de dìfang ma?

导诊员　您可以去景福宫、仁寺洞和明洞，
Nín kěyǐ qù Jǐngfúgōng、Rénsìdòng hé Míngdòng,

晚上您可以到汉江乘游船或者②去看乱打表演。
wǎnshang nín kěyǐ dào Hànjiāng chéng yóuchuán huòzhe qù kàn Luàndǎ biǎoyǎn.

顾客　是吗? 韩国有什么好吃的吗?
Shì ma? Hánguó yǒu shénme hǎochī de ma?

导诊员　韩国的烤肉、参鸡汤、韩式套餐都很好吃。
Hánguó de kǎoròu、shēnjītāng、hánshì tàocān dōu hěn hǎochī.

顾客　好的。对了，明天去机场，你们几点来接我?
Hǎo de. Duìle, míngtiān qù jīchǎng, nǐmen jǐ diǎn lái jiē wǒ?

导诊员　您是11点的飞机，我们7点去接您，并帮您办退房手续。
Nín shì shíyī diǎn de fēijī, wǒmen qī diǎn qù jiē nín, bìng bāng nín bàn tuìfáng shǒuxù.

顾客　　好，那我在大厅等你们。
Hǎo, nà wǒ zài dàtīng děng nǐmen.

顾客　　这次 多亏③ 你的帮助，一切都很顺利，谢谢你！
Zhè cì duōkuī nǐ de bāngzhù, yíqiè dōu hěn shùnlì, xièxie nǐ!

导诊员　不客气，希望下次来韩国您再④联系我们，祝您一路顺风！
Bú kèqi, xīwàng xià cì lái Hánguó nín zài liánxì wǒmen, zhù nín yílù shùnfēng!

안전한 여행을 기원하는 말로 주로 쓰이는데,
여기에서는 '하시는 일이 순조롭길 바란다'는
비유의 의미로 쓰였다.

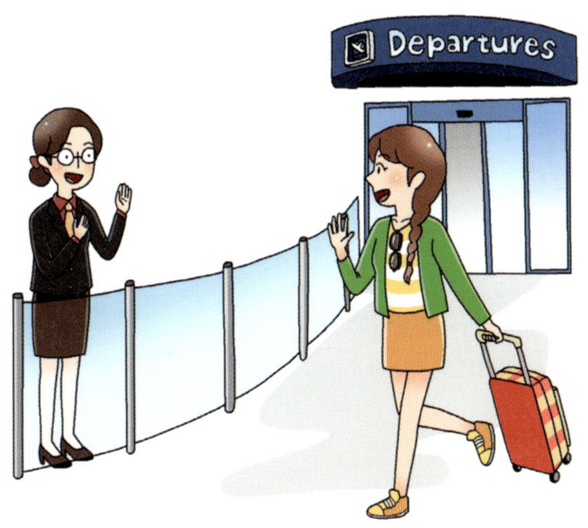

고유명사　首尔 Shǒu'ěr 명 서울 | 景福宫 Jǐngfúgōng 명 경복궁 | 仁寺洞 Rénsìdòng 명 인사동 |
明洞 Míngdòng 명 명동 | 汉江 Hànjiāng 명 한강

❶ 동사 只能

'只能'은 어떠한 상황에서 다른 선택의 여지가 없으며 이렇게 할 수밖에 없음을 나타내는 뜻의 동사이다.
우리말의 '~할 수밖에 없다, 다만 ~할 수 있을 뿐이다'의 뜻이다.

· 今天只能在首尔逛逛了。
Jīntiān zhǐnéng zài Shǒu'ěr guàngguang le.

· 不能走动，只能躺着。
Bù néng zǒudòng, zhǐnéng tǎngzhe.

· 详细情况，只能等医生给您说明了。
Xiángxì qíngkuàng, zhǐnéng děng yīshēng gěi nín shuōmíng le.

❷ 접속사 或者

접속사 '或者'는 우리말의 '~이든가 아니면 ~이다'의 뜻으로, 두 개 또는 두 개 이상의 성분 중 하나를
선택할 때 사용한다. '或者' 앞뒤로는 단어나 구, 절 등이 모두 올 수 있다.

· 晚上您可以到汉江乘游船或者去看乱打表演。
Wǎnshang nín kěyǐ dào Hànjiāng chéng yóuchuán huòzhe qù kàn Luàndǎ biǎoyǎn.

· 您可以吃韩国的烤肉或者参鸡汤。
Nín kěyǐ chī Hánguó de kǎoròu huòzhe shēnjītāng.

· 今天或者明天去体检。
Jīntiān huòzhe míngtiān qù tǐjiǎn.

❸ 동사 多亏

'亏'는 '다행히, 덕분에'라는 뜻을 가진 부사이고, '多亏'는 동사로 우리말의 '~덕분이다, ~ 덕택이다'라는 뜻이 된다.

- 这次 多亏 你的帮助，一切都很顺利。
  Zhè cì duōkuī nǐ de bāngzhù, yíqiè dōu hěn shùnlì.

- 今天 多亏 遇见你了，手续才办得这么快。
  Jīntiān duōkuī yùjiàn nǐ le, shǒuxù cái bàn de zhème kuài.

- 多亏 参加了你们的医疗观光项目，我这次来很满意。
  Duōkuī cānjiā le nǐmen de yīliáo guānguāng xiàngmù, wǒ zhè cì lái hěn mǎnyì.

❹ 부사 再

부사 '再'는 같은 동작이나 행위가 중복되어 나타나며, 아직 실현되지 않거나 지속성의 동작 또는 행위를 나타낼 때 사용한다. 우리말의 '재차, 또, 다시'의 뜻이다.

- 我订好机票 再 跟您联系。
  Wǒ dìnghǎo jīpiào zài gēn nín liánxì.

- 明天去接您时 再 帮您办退房手续。
  Míngtiān qù jiē nín shí zài bāng nín bàn tuìfáng shǒuxù.

- 下次治疗时 再 做吧。
  Xià cì zhìliáo shí zài zuò ba.

단어 》》》　　遇见 yùjiàn 동 우연히 만나다. 마주치다 ｜ **解决** jiějué 동 해결하다. 풀다 ｜ **讨论** tǎolùn 동 토론하다

登机口 dēngjīkǒu 탑승구	**登机时间** dēngjī shíjiān 탑승시간	**超重** chāozhòng 기준 적재량을 초과하다
签发地 qiānfādì 비자발급처	**通关口** tōngguānkǒu 통관구	**海关** hǎiguān 세관
国籍 guójí 국적	**免税店** miǎnshuìdiàn 면세점	**退税** tuìshuì 세금 환급

➤➤ **回国后有什么问题随时跟我们联系。**

Huíguó hòu yǒu shénme wèntí suíshí gēn wǒmen liánxì.

귀국 후 문제가 있으면 언제든지 저희에게 연락하세요.

➤➤ **手续办好了，这是您的护照和登机卡，请拿好。**

Shǒuxù bànhǎo le, zhè shì nín de hùzhào hé dēngjīkǎ, qǐng náhǎo.

수속을 다 마쳤습니다. 여기 당신의 여권과 탑승권입니다. 잘 가지고 계세요.

➤➤ **时间差不多了，您该进去了。**

Shíjiān chàbuduō le, nín gāi jìnqù le.

시간이 거의 다 돼서 들어가셔야 합니다.

단어 >>> 　**随时** suíshí 부 언제든지 ｜ **登机卡** dēngjīkǎ 명 탑승카드 ｜ **差不多了** chàbuduō le 거의 다 됐다

쇼핑 품목

百货商店 bǎihuò shāngdiàn 백화점

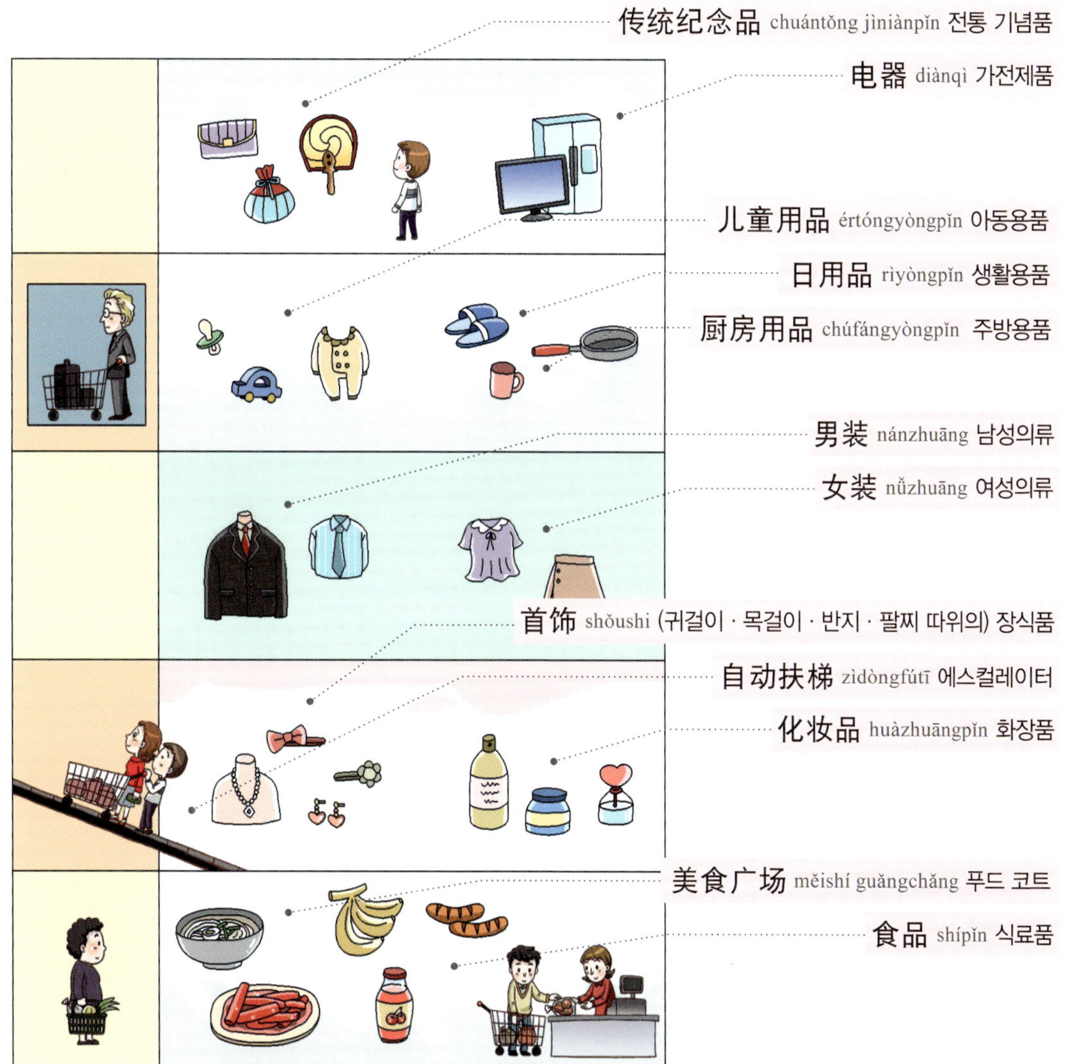

1. 다음 빈칸에 들어갈 단어를 [보기]에서 골라 문장을 완성하세요.

> [보기]　　　只能　　或者　　多亏　　再

❶ 这次 ______ 你的帮助，一切都很顺利。

❷ 明天去接您时 ______ 帮您办退房手续。

❸ 不能随便走动 ______ 在休息室休息了。

❹ 去百货店购物 ______ 去看乱打表演都可以。

2. 아래의 문장을 중국어로 번역하세요.

❶ 성형수술도 잘 되셨고, 건강검진도 별 문제가 없네요.

____

❷ 한국의 불고기, 삼계탕 그리고 한정식 모두가 다 맛있어요.

____

❸ 다음에 한국에 오시면 또 다시 저희에게 연락주세요.

____

❹ 고객님은 11시 비행기를 타셔야 하니 저희가 7시에 모시러 갈 겁니다.
　 그리고 고객님의 체크아웃도 도와드릴 겁니다.

____

3. 실무 회화에 근거하여 다음 질문에 답하세요.

❶ 顾客的整形手术和体检结果怎么样?

____

❷ 导诊员推荐给顾客到哪玩儿?

____

❸ 导诊员推荐顾客吃韩国的什么菜?

____

❹ 导诊员明天几点去酒店接顾客去机场?

____

4. 실무 회화 내용을 활용하여, 다음 상황에 알맞은 대화를 만들어 직접 대화해 보세요.

| 장소 | 병원 접대실 | 상황 | 귀국일정 안내 |

참고단어 　了解 / 韩国首尔 / 名胜古迹 / 购物 / 料理 / 送机 / 退房

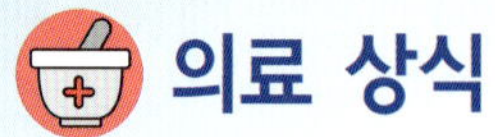
의료 상식

국제의료관광코디네이터 국가기술자격시험

국제의료관광코디네이터는 국제의료관광코디네이터 국가기술자격시험에 합격한 자를 칭하는 용어로, 응시 자격과 더불어 영어, 일본어, 중국어, 기타 외국어의 공인어학성적 기준요건을 넘어야 한다는 조건이 있다.

1. 국제의료관광코디네이터의 직무 영역은 무엇인지?

외국인 환자를 유치·관리하기 위한 구체적인 진료서비스 및 관광서비스 지원, 의료관광 상담, 의료관광 마케팅, 리스크 관리 및 행정업무 등을 담당한다. 주된 업무는 외국인 환자를 케어하고, 의료진과 외국인 환자 사이의 원활한 진료를 위하여 의사소통 창구 역할을 담당한다.

2. 자격시험 취득 후 어떤 곳에서 근무를 하게 되는지?

의료기관, 에이전시, 여행사 등에서 소속 코디네이터나 프리랜서 등으로 일할 수 있다.

3. 시험은 어떻게 이루어져 있는지? 합격 기준은?

필기 시험	보건의료관광행정, 보건의료서비스지원관리, 보건의료관광마케팅, 관광서비스지원관리, 의학용어 및 질환의 이해 (총 100문제)	객관식(4지선다형) 시험시간: 2시간 30분	합산 평균 60점 이상 합격
실기 시험	보건의료관광실무(총 20문항)	주관식(필답형) 시험시간: 2시간 30분	60점 이상 합격

4. 시험 출제 경향은?

보건의료, 관광, 마케팅, 의학용어 등 관련 지식을 가지고 의료관광 상담, 진료서비스 지원관리, 리스크 관리, 관광서비스 지원관리, 의료관광 마케팅, 행정절차 관리 등 실무 업무를 수행할 수 있는 능력을 평가한다. 의료전공과목과 관광전공과목을 모두 테스트하는 것이기 때문에 충분한 대비가 필요하다.

5. 시험 응시자격은 까다로운지?

공인어학성적 기준요건을 충족하고, 다음 각 호의 어느 하나에 해당하는 사람은 응시 가능하다.

> * 보건의료 또는 관광분야의 학과로서 고용노동부장관이 정하는 학과(이하 '관련학과'라 한다)의 대학졸업자 또는 졸업예정자
> * 2년제 전문대학 관련학과 졸업자 등으로서 졸업 후 보건의료 또는 관광분야에서 2년 이상 실무에 종사한 사람
> * 3년제 전문대학 관련학과 졸업자 등으로서 졸업 후 보건의료 또는 관광분야에서 1년 이상 실무에 종사한 사람
> * 비관련학과의 대학졸업자로서 졸업 후 보건의료 또는 관광분야에서 2년 이상 실무에 종사한 사람
> * 비관련학과의 전문대학졸업자로서 졸업 후 보건의료 또는 관광분야에서 4년 이상 실무에 종사한 사람
> * 관련자격증(의사, 간호사, 보건교육사, 관광통역 안내사, 컨벤션 기획사1·2급)을 취득한 사람

공인어학성적 중국어의 경우 HSK 5급 이상과 회화 중급 이상 모두 합격, CPT 700점 이상, FLEX 700점 이상, BCT와 BCT S 모두 5급 이상, TOP 고급 6급 이상이어야 응시 가능하다.

6. 시험 접수와 합격자 발표는 어디에서 하는지?

인터넷 접수 및 합격자 발표는 산업인력관리공단(http://www.q-net.or.kr) 홈페이지에서 가능하다. 응시료는 필기시험 19,400원, 실기시험 20,800원이다.

※ 출처: 한국산업인력관리공단 홈페이지(http://www.q-net.or.kr)

✚ NCS 능력 단위 알기

※ 출처: 국가직무능력표준 NCS 홈페이지

NCS 능력 단위	수납관리	수납관리란 진료를 위한 환자들에게 수속 절차상에 따른 영수증 발행, 청구수납, 미수금 관리, 증명서 발급, 진료비 수납기록 관리, 보험청구 등을 처리하는 능력이다.
수납관리 2 영수증 발행하기		1. 수납의 형태(카드, 현금 결제 등)에 따라 필요한 진료영수증을 주치의의 승인 하에 발행하여 제공할 수 있다. 2. 카드결제는 환자의 선택에 따라 할부 또는 일시불 여부를 확인하고 전표를 발행할 수 있다. 3. 환자의 요청에 따라 보험급여 유형별로 치료비 영수증 내역에 대해 설명할 수 있다. 4. 환자의 요청에 따라 보험사 제출용 영수증과 함께 주치의의 승인 하에 병원 진단서, 소견서 등을 교부할 수 있다.
	지식	• 수납흐름도 관련 지식 • 초 · 재진 및 급여유형 • 진료과목 특성 • 의학용어 지식
	기술	• 병원 정보 시스템 활용 능력
	태도	• 환자의 요청 적극적인 수용 • 친절하고 신속 정확한 업무처리 태도 • 경청하는 매너

〈수납관리 2 – 영수증 발행하기〉 중국어 표현 익히기

🎧 12-7

1) **用现金还是刷卡?** 현금으로 결제하시겠습니까 아니면 카드로 결제하시겠습니까?

Yòng xiànjīn háishi shuākǎ?

2) **我们医院也可以使用银联卡。** 저희 병원은 은련카드도 사용 가능합니다.

Wǒmen yīyuàn yě kěyǐ shǐyòng Yínliánkǎ.

3) **需要分期付款吗?** 할부로 결제하시겠습니까?

Xūyào fēnqī fùkuǎn ma?

4) **您需要收据吗?** 영수증 필요하십니까?

Nín xūyào shōujù ma?

5) **您需要诊断书吗?** 진단서 필요하십니까?

Nín xūyào zhěnduànshū ma?

6) **您需要向保险公司提交相关资料吗?** 보험회사에 제출할 관련 자료가 필요하십니까?

Nín xūyào xiàng Bǎoxiǎn Gōngsī tíjiāo xiāngguān zīliào ma?

✚ 의료관광 관련 정부 및 공공기관 연락처

기관명	연락처	사이트
문화관광체육부	02-3704-9114	http://www.mcst.go.kr
보건복지부	070-7947-3745	http://www.mw.go.kr
한국관광공사	02-729-9600	http://www.visitkorea.or.kr
한국보건산업진흥원	043-713-8000	http://www.khidi.or.kr
한국보건복지인력개발원	043-710-9000	http://www.kohi.or.kr
법무부	02-2650-6399	http://www.immigration.go.kr
한국의료분쟁조정중재원	02-6210-0114	http://www.k-medi.or.kr

✚ 의료관광 관련 협회 및 단체 연락처

기관명	연락처	사이트
KIMA	043-703-8250	http://www.koreahealthtour.co.kr
한국의료관광협회	02-511-1804	http://www.koreamedicaltour.org
한방의료관광협회	02-3446-3316	http://www.omto.or.kr
한국글로벌헬스케어협회	02-3444-3316	http://www.kgha.kr
전국의료관광협회	02-6450-5303	http://www.medicaltour.or.kr
대한의료관광협의회	070-7119-9131	http://www.akmt.co.kr

✚ 지역별 의료관광 관련기관 정보

지역	담당기관	연락처	사이트
서울	서울 의료관광팀	02-2133-2794	http://www.korseoulmedicaltour.com
	서울 의료관광지원센터	02-2268-1339	
	강남구 보건소 의료관광팀	02-3451-2447	http://medicaltour.gangnam.go.kr
	강남구 의료관광협의회		
부산	부산광역시 보건위생과	051-555-2491	http://www.kgha.kr
	부산권 의료산업협의회	051-461-4275	
대구	대구시 의료산업팀	053-803-6442	http://www.meditour.go.kr
	대구의료관광지원센터(엑스코 위탁운영)	053-601-5097	
	(사)대구의료관광발전협의회	053-601-5097	
인천	인천광역시 보건정책과	032-440-2732	http://www.medicalincheon.go.kr
	인천관광공사 관광마케팅팀	032-220-5056	
	인천의료관광재단	032-260-3103	
광주	광주시 건강정책과	062-613-3352	http://www.gwangju.go.kr/
	(사)광주권 의료관광협의회	061-379-7269	http://meditour.gwangju.go.kr
대전	대전시 보건정책과	042-270-4820-3	http://www.djmeditour.go.kr
	대전마케팅공사 의료관광팀	042-869-5340-2	
경기	경기도 보건정책과	031-8008-4882	http://www.e-gima.com
	경기관광공사 기획마케팅팀	031-259-6947	
	경기국제의료협회	031-8008-4782	

강원	강원광역경제권선도산업지원단 (지식경제부 산하단체)	033-248-5686	http://gw.leading.or.kr http://www.gwmeditour.or.kr
	(재)강원도 의료관광지원센터	033-241-7566	http://www.gwmt.or.kr
제주	제주도 보건위생과	064-710-2921	http://www.jeju.go.kr
	제주관광공사 마케팅팀	064-740-6044	http://www.ijto .or.kr

✚ 지역별 의료관광 관련기관 정보

번호	교육기관	홈페이지 교육과정	전화번호 배출인원
1	한국보건복지인력개발원	http://www.kohi.or.kr	043-710-9275
		병원국제마케팅전문가 과정	50명
		외국의료인진료코디네이터 과정	20명
		의료통역사과정	50명
2	한국관광공사	http://www.visitkorea.or.kr	02-729-9600
		의료관광코디네이터 과정	60명
		의료관광 마케터 과정	30명
		다문화 의료관광 코디네이터 과정	30명
		다문화 의료관광 국제간병사 과정	60명
		의료관광특수외국어아카데미	65명
3	의료관광협회	http://www.koreamedicaltour.org	02-511-1804
		의료관광전문가 과정	80명
4	국제통역번역협회	http://www.wea.or.kr	02-563-0555
		의료관광코디네이터 과정	60명
		의료관광전문통합과정	60명
5	경희대학교 사회교육원	http://cce.khu.ac.kr	02-961-0870
		글로벌헬스케어 과정	100명
6	경희사이버대학교	http://www.khcu.ac.kr	02-968-2233
		글로벌헬스케어전문가 과정	1,200명
7	남부대학 지역사회 건강증진센터	http://www.nambu.ac.kr	062-970-0001
		의료통역코디네이터 과정	15명
8	동국대학교 사회교육원 (씨드메이트)	http://edulife.dongkuk.edu	02-2260-3728
		의료관광전문가 과정	50명
9	동신대 여대생 커리어 개발센터	http://www.dsu.ac.kr	061-330-3821
		의료관광뷰티코디네이터	27명
10	상지대상지웰리스 관광센터	http://www.sangji.ac.kr	033-730-0114
		의료관광교육과정	20명
11	성신여자대학교 평생교육원	http://life.sungsin.ac.kr	02-920-7444
		의료관광코디네이터 과정	80명
		의료관광통역전문가 과정	80명
12	숙명여자대학교 평생교육원	http://open.sookmyung.ac.kr	02-710-9139
		의료관광통역전문가 과정	20명

13	아주대학교	http://www.dsu.ac.kr	061-330-3821
		의료관광코디네이터 과정	27명
14	을지대학교 평생교육원	http://cec.eulji.ac.kr	031-740-7283
		의료관광코디네이터 과정	30명
15	이화여자대학교 평생교육원 (미래써치)	http://sce.ewha.ac.kr http://www.miraesearch.co.kr	02-3277-3111 1566-8343
		의료관광코디네이터 과정	60명
		메디컬회화 과정	40명
16	가톨릭대학교 평생교육원	http://cec.eulji.ac.kr	031-740-7283
		의료관광코디네이터 과정	30명
17	한림대학교 의료관광인재양성센터	http://himtec.hallym.ac.kr	033-248-3261
		의료관광코디네이터 과정	40명
		의료관광마케터 과정	40명
		의료관광홍보전문가 과정	40명
		의료관광통번역사 과정	40명
18	한양대학교 사회교육원	http://cce.hanyang.ac.kr	02-2220-1522
		의료마케팅 과정	40명
19	가이던스 아카데미	http://www.hsguidance.com	02-558-3740
		의료관광코디네이터 과정	20명
		외국인 안내병원 코디네이터	20명
20	경희간호전문학원	http://www.khnurse.net	042-825-1614
		의료관광코디네이터 과정	60명
21	고려직업능력개발원	http://www.busanhrd.co.kr	051-818-5002
		의료관광코디네이터 과정	20명
22	길인력개발원	http://www.giledu.net	02-732-7600
		의료관광코디네이터 과정	90명
		의료관광전문 통합과정	90명
		의료관광전문 마케터사 과정	90명
		의료관광전문 통역사 과정	120명
23	너스케입 평생교육센터	http://edu.nurscape.net	02-566-2966
		의료관광코디네이터 과정	20명
24	넥스퍼 아카데미	http://www.nexper.com/academy	02-511-5537
		글로벌 헬스케어 전문가(operator)	60명
		글로벌 헬스케어 전문가(coordinator)	60명
25	대한병원경영센터학원	http://www.dmc21.net	051-817-6911
		의료관광코디네이터 과정	30명
26	리드교육연구원	http://www.leadcg.co.kr	02-549-0909
		의료관광코디네이터 과정	20명
27	마코스 아카데미	http://www.waismacos.com	02-3452-7070
		의료관광코디네이터 과정	10명

번호	기관명	홈페이지 / 과정	연락처 / 인원
28	미래교육개발원	http://www.mirae91.com	02-6304-2000
		의료관광코디네이터 과정	20명
29	에듀스카이	http://www.eduskydg.com	053-217-2600
		의료관광통역코디네이터 입문과정	120명
		의료관광통역코디네이터 실전과정	120명
30	이지스쿨	http://www.egschool.net	051-639-7711
		의료관광코디네이터 과정	240명
31	제일외국어통역학원	http://www.jeil4u.com	063-757-1105
		의료관광코디네이터 과정	60명
32	코세아 서비스교육원	http://www.coseabsop.com	051-667-7828
		의료관광코디네이터 과정	10명
33	타임스미디어	http://www.timesmedia.co.kr	02-565-9981
		의료관광코디네이터 과정	20명
34	한국인재교육개발원	http://www.khedi.or.kr	02-599-0814
		의료관광코디네이터 과정	20명
35	한국의료관광전문가교육원	http://www.meditour.or.kr	02-6273-8594
		의료관광전문가양성통합 과정	70명
36	한국전자의료산업재단	http://www.ukme.org	02-572-0027
		병원국제마케팅 과정	30명
37	한국종합교육학원	http://www.ceo.ac	1644-6233
		의료관광코디네이터 과정	120명
38	화순전남대병원 (한국의료컨설팅)	http://www.cnuhh.com	061-379-7114
		의료관광코디네이터 과정	45명
39	한림대 의료관광인재양성센터	http://www.khckorea.com	02-565-8566
		통역의료서비스 코디네이터	20명
		의료관광전문가통합 과정	20명
		의료관광마케팅 전문가	10명
		의료관광코디네이터	20명
		의료관광전문가	10명
40	강남구 여성능력개발센터	http://www.herstory.or.kr	02-544-8440
		메디컬통역코디네이터 과정	25명
41	김해 여성인력개발센터	http://www.withwoman.co.kr	055-331-4335
		의료관광코디네이터 과정	24명
42	단양군 평생학습센터	http://ok.dy21.net	043-421-7909
		의료관광코디네이터 과정	40명
43	동작 여성인력개발센터	http://dongjak.seoulwoman.or.kr	02-525-1121
		의료관광코디네이터 과정	24명

※ 출처: 의료관광공사총람. 2015

1과

해석

의료코디네이터 안녕하세요? 문의하고 싶으신 것이 있나요?

고객 안녕하세요? 저는 중국인인데 한국의 의료관광 프로그램에 참가하고 싶습니다.

의료코디네이터 언제 한국에 입국하실 예정이신가요?

고객 다음달 13일 정도에 갈 겁니다.

의료코디네이터 어떤 수술을 받고 싶으신가요?

고객 성형과 건강검진을 하려고 하는데 예약이 가능한가요?

의료코디네이터 가능합니다. 다음달 15일 오전은 어떠신가요?

고객 네, 좋습니다. 공항 픽업이 가능하신지요?

의료코디네이터 가능합니다.

고객 숙소와 관광안내를 도와 주시나요?

의료코디네이터 네, 그렇습니다. 한국에 며칠 동안 머무르실 예정이신가요?

고객 15일 동안 머무를 계획입니다.

의료코디네이터 네, 고객님 성함으로 등록을 마쳤습니다.

고객 그럼 비행기표를 예약한 후 다시 연락하겠습니다. 또 뵙겠습니다!

정답

1. ❶ 想 ❷ 打算
   ❸ 能 ❹ 要

2. ❶ 有什么要咨询的吗?
   ❷ 去机场接机。
   ❸ 您打算什么时候来韩国?
   ❹ 我预订好机票再跟您联系。

3. ❶ 顾客想参加医疗观光项目。
   ❷ 顾客在医疗方面想做整形和体检。
   ❸ 顾客打算下个月13号左右来韩国。
   ❹ 顾客预约的时间是下个月15号上午。

2과

해석

의사 안녕하세요? 어떤 수술을 받고 싶으세요?

고객 쌍꺼풀 수술을 받고 싶습니다.

의사 전체적으로 보면 쌍꺼풀 수술만으로는 효과가 별로 좋지 않을 것 같은데요.

고객 그러면 어떻게 하는 것이 더 좋을까요?

의사 쌍꺼풀 수술을 하고 동시에 앞트임 수술을 하시면 더욱 좋을 것 같습니다.

고객 수술할 때 전신마취를 하나요?

의사 전신마취 하지 않고 부분마취만 합니다.

고객 휴가기간이 일주일인데, 보시기에 시간이 가능할까요?

의사 가능합니다. 5일이면 실밥을 풀 수 있습니다.

고객 실밥을 풀기 전 주의사항은 무엇인가요?

의사 수술 후 사우나를 해서는 안 됩니다.

고객 운동은 할 수 있나요?

의사 산책은 가능합니다. 그러나 격렬한 운동은 하지 말아야 합니다.

고객 실밥을 푼 후에도 치료가 필요한가요?

의사 아니요. 실밥을 푼 후에는 귀국하셔서 정상적인 업무가 가능합니다.

고객 그래요? 정말 좋으네요. 감사합니다!

정답

1. ❶ 更 ❷ 就
   ❸ 只 ❹ 从, 来看

2. ❶ 您想做什么手术?
   ❷ 不做全身麻醉, 只做局部麻醉。
   ❸ 拆线以后不需要治疗。
   ❹ 拆线以后您可以回国正常工作。

3. ❶ 顾客想做双眼皮手术。
   ❷ 医生说做双眼皮手术, 同时做开内眼角手术效果更好些。
   ❸ (顾客的假期是)一个星期。
   ❹ 手术后五天就可以拆线。

3과

해석

고객　코높이수술을 하고 싶어요.

의사　얼굴을 측면으로 돌리세요. 음…… 코가 비교적 낮네요.

고객　제가 보기에는 코끝도 좀 넓은 것 같아요. 선생님이 보시기에는 어떠세요?

의사　그렇네요. 먼저 콧등을 세우고 난 후 다시 코끝을 하도록 하지요.

고객　콧등은 어떤 방법으로 시술하나요?

의사　콧등은 보형물을 사용해 높일 겁니다.

고객　그럼 코끝은요?

의사　코끝은 자가연골을 사용해 받칠 겁니다.

고객　부작용은 없나요?

의사　본인의 연골이라 알레르기나 거부현상은 나타나지 않을 것이고 따라서 부작용은 없습니다.

고객　코를 높인 후 얼굴 비대칭 현상이 나타나지는 않겠지요?

의사　그럴 수 없어요. 우리는 고객의 얼굴형에 따라 수술을 진행합니다.

정답

1. ❶ 把　　　　　❷ 有点儿
   ❸ 先, 然后　　❹ 根据, 来

2. ❶ 我觉得鼻尖也有点儿宽。
   ❷ 我们医院使用自体软骨和膨体。
   ❸ 隆鼻后会不会出现脸型不对称的现象?
   ❹ 我们的手术是根据每位顾客的脸型来设计的。

3. ❶ 顾客想做隆鼻整形。
   ❷ 先垫高鼻梁, 然后再处理鼻尖。
   ❸ 医生做鼻部整形使用膨体和自体软骨来垫高。
   ❹ 软骨是自己的, 不会出现过敏和排斥现象, 所以没有什么副作用。

4과

해석

의사　어느 부분이 마음에 들지 않습니까?

고객　얼굴의 기미와 눈가주름을 제거할 방법이 있나요?

의사　기미는 레이저로 제거가 가능합니다.

고객　아픈가요?

의사　좀 따끔합니다.

고객　그러면 눈가주름은요?

의사　두 가지 방법이 있는데, 하나는 수술을 하는 것이고 다른 한 가지는 보톡스를 맞는 것입니다.

고객　보톡스가 무엇인가요?

의사　보톡스는 일종의 주름 제거에 사용하는 주사약입니다.

고객　그러면 보톡스를 맞을 게요. (보톡스를 맞으면) 불편한 느낌이 있지는 않나요?

의사　아니요. 평소와 마찬가지로 정상적인 업무가 가능해요.

고객　비용은 얼마나 드나요?

의사　우리 실장님께서 자세한 안내를 해 주실 겁니다.

고객　그럼 그분과 자세히 상담을 하도록 하겠습니다.

정답

1. ❶ 一种, 另一种　　❷ 会
   ❸ 对　　　　　　　❹ 跟, 一样

2. ❶ 您对哪个部位不满意?
   ❷ 激光祛除斑点有点儿刺痛感。
   ❸ 打肉毒素费用是多少?
   ❹ 跟平常一样可以正常工作。

3. ❶ 医生用激光祛除斑点。
   ❷ 一种是做手术, 另一种是打肉毒素。
   ❸ 顾客选择用打肉毒素祛除外眼角的鱼尾纹。
   ❹ 没有。

5과

해석

고객 보시기에 제 얼굴에 있는 반점을 제거할 수 있나요?

의사 최근에 막 나타난 검은 반점은 치료가 쉬운데 시간이 오래되었을수록 제거하기에 어려움이 있습니다.

고객 레이저 치료법을 사용하나요?

의사 그렇습니다.

고객 듣건대 일부 사람들은 치료 후 검은 색소 침착이 가중되는 등의 부작용이 있다고 하던데요.

의사 저희는 최신 레이저 치료 기계를 사용하니 걱정하지 않으셔도 됩니다.

고객 최근에 얼굴에 여드름도 몇 개 났어요.

의사 저희는 약물 치료와 레이저 치료를 병행하여 치료하니 효과가 더욱 좋습니다.

고객 한 치료 과정이 몇 회인가요?

의사 보통 5회가 한 치료 과정인데 매주에 한 번, 심한 사람은 두 차례 치료 과정을 받아야 합니다.

고객 치료 후 주의사항은 무엇입니까?

의사 치료 후 사우나를 하시지 마시고 술도 마시지 않는 것이 좋습니다.

고객 오늘 시술을 하면 다음 번에 언제 와야 하나요?

의사 일주일 후에 다시 오세요. 만약 오실 수 없으면 사전에 미리 연락을 주세요.

정답

1. ❶ 听说　　　　　❷ 一般
   ❸ 最好　　　　　❹ 越, 越

2. ❶ 最近刚出现的黑斑好治些。
   ❷ 听说有些人治疗后出现黑斑颜色加重等副作用。
   ❸ 每周一次，严重的要做两个疗程。
   ❹ 如不能来，请提前告诉我们。

3. ❶ 最近刚出现的黑斑好治些。
   ❷ 医生告诉顾客他们使用最新的激光治疗仪器。
   ❸ 治疗青春痘儿一般五次一个疗程，每周一次，严重的要做两个疗程。
   ❹ 激光治疗后，应该避免洗桑拿浴，最好不要喝酒。

6과

해석

관리사 두 분, 환영합니다.

고객 여기에는 어떤 스파 프로그램이 있나요?

관리사 저희는 안면스파 80분과 전신스파 120분 프로그램이 있습니다.

고객 전신스파는 어떤 프로그램이 포함되나요?

관리사 먼저 욕조에서 20분 동안 몸을 담가 편안하게 한 후, 지압 안마를 진행합니다.

고객 안마할 때 아픈가요?

관리사 시작할 때 약간 아플 수 있으나, 적응한 후에는 편안함을 느끼실 겁니다.

고객 그럼 안면스파는 어떻게 하나요?

관리사 치료 과정에 안면, 복부, 팔뚝 부위의 관리가 포함됩니다.

고객 저희는 아무래도 안면스파를 하는 것이 좋겠어요!

관리사 알겠습니다. 표를 좀 작성해 주십시오.

고객 두 사람이 함께 받을 수 있는 방이 있나요?

관리사 있습니다. 저를 따라 오십시오.

정답

1. ❶ 怎么　　　　　❷ 还是
   ❸ 哪些　　　　　❹ 之后

2. ❶ 先舒缓身体然后进行指压按摩。
   ❷ 指压按摩适应之后会觉得很舒服。
   ❸ 我们这里有脸部水疗和身体水疗。
   ❹ 有两个人一起做的房间吗?

3. ❶ 脸部水疗：80分钟。身体水疗：120分钟。
   ❷ 先在浴池泡20分钟，舒缓身体，然后进行指压按摩。
   ❸ 脸部水疗。
   ❹ 疗程包括脸部，腹部和手臂的护理。

7과

해석

고객　저는 치아 미백을 하고 싶습니다.

의사　먼저 스케일링을 하고 불소를 도포한 후, 다시 검사를 진행하겠습니다!

고객　네.

의사　충치는 없으나 치아가 약간 변색되었고 배열이 고르지 못하네요.

고객　그런가요?

의사　환자분께 치아 미백과 함께 투명 교정을 제안합니다.

고객　투명 교정이요? 어떤 좋은 점이 있나요?

의사　투명 교정은 투명한 교정기를 사용해 교정하여서 간편하면서도 미관상 좋습니다.

고객　음식을 먹을 때 문제가 없을까요?

의사　식사할 때는 빼시고 그 외의 시간에는 착용하고 계셔야 합니다.

고객　교정 시간이 얼마나 필요한가요?

의사　6개월이면 됩니다. 환자분은 6개월 치의 교정기를 모두 가지고 귀국하시면 됩니다. 6개월 후에 다시 오셔서 재검사를 하시는 것이 좋습니다.

고객　알겠습니다.

정답

1. ❶ 先, 再　　　❷ 倒是
　 ❸ 摘下来　　　❹ 既, 又

2. ❶ 我想做牙齿美白。
　 ❷ 矫正需要多长时间?
　 ❸ 吃东西没问题吗?
　 ❹ 隐形矫正有什么好处呢?

3. ❶ 牙齿有点儿变色和排列不齐。
　 ❷ 做牙齿美白的同时做隐形矫正。
　 ❸ 隐形矫正使用一种透明的矫正器来矫正, 既轻便又美观。
　 ❹ 六个月。

8과

해석

환자　선생님! 제가 넘어져서 앞니가 부러졌는데 어떻게 해야 할까요?

의사　이런 상황에는 일반적으로 임플란트를 합니다.

환자　임플란트를 하는 데 시간은 얼마나 걸리나요?

의사　최근에는 임플란트 수술 시간이 많이 짧아졌습니다.

환자　그런가요? 수술 과정을 좀 소개해 주세요.

의사　먼저 CT를 찍고 아울러 구강 스캔(디지털 임프레션)을 진행하여 맞춤형 수술 보조장치(시술 가이드)를 만듭니다.

환자　이렇게 하면 어떤 좋은 점이 있나요?

의사　컴퓨터상으로 시뮬레이션 수술(가상수술)을 할 수 있습니다.

환자　그럼 시간을 단축할 수 있나요?

의사　그렇습니다. 이미 설정해 둔 위치에 임플란트를 하기 때문에 안전하면서도 빠릅니다.

환자　잇몸 절개 부분은 큰가요? 아픈가요?

의사　크지 않습니다. 무절개 시술이어서 절개부위가 작을 뿐더러 통증과 부종이 감소될 수 있습니다.

환자　그럼 회복은 몇 달이 걸리나요?

의사　회복기간이 예전에 비해 많이 짧아졌습니다. 예전에는 4-6개월이 소요됐으나 지금은 2-3개월이면 됩니다.

정답

1. ❶ 不仅, 而且　　❷ 只
　 ❸ 因为, 所以　　❹ 该

2. ❶ 最近植牙手术时间缩短了很多。
　 ❷ 这有什么好处呢?
　 ❸ 因为是在已设定好的位置上植牙, 所以既安全又快速。
　 ❹ 不仅切口小, 而且能减少疼痛和浮肿。

3. ❶ 门牙。
　 ❷ 先拍CT并进行数字取模, 然后做出手术导板。
　 ❸ 不大。因为是微创手术, 不仅切口小, 而且减少疼痛和浮肿。
　 ❹ 现在只需要2-3个月。

9과

해석

고객　저는 한방 다이어트와 매선 리프팅 시술에 대해 알아보고 싶습니다.

한의사　한방 다이어트는 지방분해침 치료와 감비탕 복용을 병행합니다.

고객　감비탕은 효과가 있나요?

한의사　감비탕은 신진대사를 촉진하고 체내지방을 분해하여 다이어트에 도움이 됩니다.

고객　얼마간 복용을 해야 하나요?

한의사　3개월이 한 치료 과정입니다.

고객　아! 듣자 하니 매선요법을 받으면 얼굴이 갸름해진다고 하던대, 맞습니까?

한의사　매선요법은 보통 피부가 처지고 탄력이 부족한 사람들이 합니다.

고객　이밖에 또 어떤 좋은 점이 있나요?

한의사　매선요법은 주름 제거와 리프팅 효과가 있어 피부를 더욱 젊어 보이게 합니다.

고객　매선요법 후 빠른 일상생활 회복이 가능한가요?

한의사　네. 매선요법은 시술 시간이 짧아 빠른 일상생활로의 회복이 가능합니다.

고객　어떻게 하나요?

한의사　절개 없이 매선침을 피부하층에 투여하여 피부를 끌어 올립니다.

고객　그런가요? 그럼 저도 받고 싶어요. 어쨌든 한방치료는 부작용이 별로 없어 비교적 안심이 됩니다.

정답

1.　❶ 有助于　　　　❷ 使
　　❸ 除了, 以外　　❹ 总之

2.　❶ 我想了解一下韩方减肥。
　　❷ 减肥汤药有助于减肥。
　　❸ 埋线一般是皮肤松弛, 缺少弹性的人做的。
　　❹ 埋线手术时间短, 可马上恢复日常生活。

3.　❶ 顾客想了解一下韩方减肥和埋线提升术。
　　❷ 韩方减肥是利用针灸分解脂肪和服用减肥汤药并行的。

❸ 减肥汤药能促进新陈代谢、分解体内脂肪, 有助于减肥。
❹ 它可以除皱收紧, 让肌肤更显年轻。

10과

해석

간호사　이것은 건강검진표입니다. 작성해 주세요.

고객　다 작성했습니다. 건강검진 소요시간은 얼마나 되나요?

간호사　3시간 가량 소요됩니다. 먼저 탈의실에 가셔서 옷을 갈아입으시되, 속옷과 검진복만 입고 나오세요.

간호사　검사항목에 소변검사가 있습니다. 여기 작은 컵을 가지고 화장실에 가셔서 소변을 반 컵 받아 오세요. 화장실은 바로 앞쪽에 있습니다.

고객　이것을 어디에 놓을까요?

간호사　여기에 놓으시면 됩니다. 저쪽으로 가셔서 체내성분 검사를 할 겁니다.

고객　이것은 어떻게 진행되나요?

간호사　신발을 벗고 올라 가세요. 양손으로 손잡이를 꽉 잡으세요.…… 좋습니다. 검사가 끝났습니다. 내려오세요.

고객　다음 항목은 뭐죠?

간호사　아래 건강검진표의 순서에 따라 호흡기내과검사, 순환기내과검사, 안과검사, 혈액검사, 복부초음파 그리고 산부인과검사를 진행하면 됩니다.

고객　내시경검사는 언제 진행하나요?

간호사　신청하신 수면내시경검사는 가장 마지막 항목입니다.

간호사　모든 검사가 완료되었습니다. 자세한 사항은 이틀 뒤에 의사선생님께서 설명해 드릴 겁니다.

정답

1.　❶ 按　　　　❷ 并
　　❸ 一下　　❹ 到

2.　❶ 请问体检需要多长时间?

❷ 请您先到更衣室换一下衣服。

❸ 睡眠内窥镜检查是最后一个项目。

❹ 详细情况两天后医生会给您说明。

3. ❶ 体检大概需要3个小时左右。

❷ 顾客做了尿检、体成分检查、呼吸系统检查、循环系统检查、眼科检查、血液检查、腹部超声波检查、妇科检查和(睡眠)内窥镜检查。

❸ 顾客申请的睡眠内窥镜检查是最后一个项目。

❹ 检查结果两天后出来。

11과

해석

간호사	PET-CT검사를 진행하기 전에 먼저 소변을 보셔야 합니다. 그리고 어떠한 액세서리도 착용하시면 안 됩니다.
고객	알겠습니다.
간호사	약물 알레르기가 있으신가요?
고객	없습니다.
간호사	평소에 불편한 곳이 있나요?
고객	없습니다.
간호사	지금 조영제를 주사하겠습니다.
고객	이 조영제는 검사 후에도 체내에 짧은 기간 남아 있다고 들었는데요?
간호사	그렇습니다. 집으로 돌아가신 후에 물을 많이 마시고 소변을 많이 배출하시면 점차 없어질 것입니다. 주사를 다 맞으셨습니다. 휴게실에 가셔서 휴식을 취하세요.
고객	바로 검사를 진행하는 것이 아닌가요?
간호사	조영제가 전신에 퍼지는 데 40-50분의 시간이 소요됩니다.
고객	그렇습니까? 그럼 검사하는 데는 시간이 얼마나 소요됩니까?
간호사	대략 45-90분이 소요됩니다. 음악을 들으시면서 휴식을 취하도록 하세요.

¤ 조 영 제 : MRI나 CT촬영 같은 방사선검사를 할 때 촬영하기 전에 조직이나 혈관을 잘 보이게 하기 위한 주사액

¤ PET-CT : PET-CT(양전자 단층촬영)는 현재까지 알려진 암의 영상 진단 방법 중 가장 초기에, 가장 정확하게 암을 찾아내는 최첨단 검사방법이다.

CT, MRI, 초음파 촬영 등은 우리 몸의 해부학적 이상을 찾아 질환을 진단하지만, PET는 우리 몸의 신진대사의 이상을 찾아내어 진단하는 점에 차이가 있고 전신을 한꺼번에 촬영할 수 있는 장점이 있다. PET이란 우리 몸의 신진대사에 이용되는 포도당과 유사한 물질(양전자를 방출하는 방사성 의약품)을 주사해 전신의 대사상태의 미세한 변화를 영상 촬영하는 방법으로, 병소와 정상 조직의 추적자 축적의 미세한 차이를 분자 레벨(나노, 피코몰농도)에서 찾아내는 탐정역할을 한다. 이는 병적 조직, 특히 암 조직에서는 주위 정상조직보다 더 높은 농도로 축적됨을 이용하여 뚜렷한 영상을 얻게 된다.

정답

1. ❶ 一边, 一边 ❷ 之前

   ❸ 渐渐 ❹ 到

2. ❶ 做体检时不能戴任何饰品。

   ❷ 请问有没有药物过敏?

   ❸ 回去后多喝水多排尿渐渐就会没的。

   ❹ 溶液分布到全身得需要40-50分钟。

3. ❶ 溶液在短时间内还会留在体内, 多喝水多排尿渐渐就会没的。

   ❷ 注射溶液后不是马上检查, 而是先到休息室休息。因为溶液分布到全身得需要40-50分钟。

   ❸ 顾客在休息室可以一边听音乐, 一边休息。

   ❹ PET-CT影像检查需要45-90分钟。

12과

해석

의료코디네이터	축하 드려요, 성형수술도 잘 되셨고, 건강검진도 별 문제가 없네요.
고객	감사합니다. 이제서야 마음이 놓이네요.
의료코디네이터	내일 바로 귀국하시는 거 맞죠?
고객	네, 그래서 오늘 서울에서 관광을 좀 하려고요. 가볼만한 곳을 몇 곳 추천해 주실 수 있나요?
의료코디네이터	경복궁이나 인사동, 명동에 가셔도 되고, 저녁

에는 한강에 가서 유람선을 타시거나 난타 공
연을 보셔도 좋아요.

고객 그렇군요. 한국에 어떤 먹을거리가 있나요?

의료코디네이터 한국의 불고기, 삼계탕 그리고 한정식 모두가
다 맛있어요.

고객 좋네요. 아 맞다! 내일 공항에 가는데 몇 시에
데리러 오시나요?

의료코디네이터 고객님은 11시 비행기를 타셔야 하니 저희가
7시에 모시러 갈 겁니다. 그리고 고객님의 체크
아웃도 도와드릴 겁니다.

고객 좋아요. 그럼 로비에서 기다리겠습니다.

공항에서

고객 이번 코디네이터님의 도움 덕분에 모든 일정이
순조롭게 끝났네요. 감사합니다!

의료코디네이터 별말씀을요. 다음에 한국에 오시면 또 다시
저희에게 연락주세요. 앞으로 하시는 일 모두
잘 되시길 바랍니다!

정답

1. ❶ 多亏　　　　❷ 再

   ❸ 只能　　　　❹ 或者

2. ❶ 您的整形手术都很成功, 体检也没什么问题。

   ❷ 韩国的烤肉、参鸡汤、韩式套餐都很好吃。

   ❸ 希望下次来韩国您再联系我们。

   ❹ 您是11点的飞机, 我们7点去接您, 并帮您办
   退房手续。

3. ❶ 顾客的整形手术都很成功, 体检也没什么问
   题。

   ❷ 导诊员推荐给顾客去景福宫、仁寺洞和明洞,
   晚上到汉江乘游船或者去看乱打表演。

   ❸ 导诊员推荐给顾客吃韩国的烤肉、参鸡汤和
   韩式套餐。

   ❹ 导诊员明天7点去酒店接顾客去机场。

빈칸에 한자와 병음, 뜻을 적어 단어를 복습한 후 여러 번 읽어보세요.

	한자	병음	뜻
1	咨询		
2	导诊员		
3		gùkè	
4			(어떤 조직이나 활동에) 참가하다
5		yīliáo	
6	观光		
7		xiàngmù	
8	打算		
9			약간. 조금 [수량이 확실하지 않은 사물에 쓰임]
10	整形		
11		tǐjiǎn	
12	预约		
13			공항에 가서 마중하다
14	住宿		
15	安排		
16		dāi	
17		dēngjì	
18			예약하다. 예매하다
19		jīpiào	
20	联系		

导诊员 您好！有什么　　　　　　吗？
Nín hǎo! 　　　　　　yào zīxún de ma?

顾客 您好，我是中国人，我　　　　　韩国医疗观光项目。
Nín hǎo, wǒ shì Zhōngguórén, wǒ xiǎng cānjiā Hánguó 　　　　　　．

导诊员 您　　　　　什么时候来韩国？
Nín dǎsuan shénme shíhou lái Hánguó?

顾客 下个月13号左右。
Xià ge yuè shísān hào 　　　　　．

导诊员 在医疗方面您　　　　　　？
Zài yīliáo fāngmiàn nín xiǎng zuò shénme?

顾客 我想做一些整形和体检，　　　　　　　　？
Wǒ xiǎng zuò yìxiē 　　　　　　, néng yùyuē ma?

导诊员 能，下个月15号上午怎么样？
Néng, xià ge yuè shíwǔ hào shàngwǔ 　　　　　？

顾客	可以，你们 　　　　 吗？
	Kěyǐ, nǐmen lái jiējī ma?

导诊员	接机。
	Jiējī.

顾客	住宿和观光你们都 　　　 吗？
	nǐmen dōu ānpái ma?

导诊员	是的，您在韩国 　　　？
	Shìde, Nín zài Hánguó dāi jǐ tiān?

顾客	15天。
	Shíwǔ tiān.

导诊员	好，已经给您登记了。
	Hǎo, yǐjīng gěi nín 　　　 le.

顾客	那么，我 　　　 机票再跟您联系，再见！
	Nàme, wǒ yùdìng hǎo jīpiào zài gēn nín liánxì, zàijiàn!

▶▶ 빈칸에 한자와 병음, 뜻을 적어 단어를 복습한 후 여러 번 읽어보세요.

	한자	병음	뜻
1	做手术		
2	双眼皮		
3		zhěngtǐ	
4			~에서 보면. ~에 있어서
5		xiàoguǒ	
6	同时		
7	开内眼角		
8		xūyào	
9		quánshēn mázuì	
10		júbù mázuì	
11			휴가 기간. 방학 기간
12	够		
13	拆线		
14		yǐqián	
15		xǐ sāngnáyù	
16			산보하다
17			격렬하다. 치열하다
18	治疗		
19	回国		
20		zhèngcháng	

医生 您好！您想　　什么　　　　？

Nín hǎo! Nín xiǎng zuò shénme shǒushù?

顾客 我想做双眼皮手术。

Wǒ xiǎng zuò　　　　　shǒushù.

医生 　　　　　　　　，　　做双眼皮手术效果不会太好。

Cóng zhěngtǐ láikàn, zhǐ zuò shuāngyǎnpí shǒushù　　bú huì tài hǎo.

顾客 那么怎么做　　　　呢？

Nàme zěnme zuò gèng hǎo ne?

医生 做双眼皮手术，　　　　做开内眼角手术效果　　　　。

Zuò shuāngyǎnpí shǒushù, tóngshí zuò　　　　shǒushù xiàoguǒ gèng hǎo xiē.

顾客 手术需要全身麻醉吗？

Shǒushù　　　quánshēn mázuì ma?

医生 不做全身麻醉，　　　　局部麻醉。

Bú zuò quánshēn mázuì, zhǐ zuò júbù mázuì.

顾客 我的假期是一个星期，您看时间够吗？

Wǒ de jiàqī shì　　　　　, nín kàn shíjiān gòu ma?

医生　可以。五天　　　　　拆线。
Kěyǐ. Wǔ tiān jiù kěyǐ chāixiàn.

顾客　拆线以前，有没有什么　　　　　　？
Chāixiàn yǐqián, yǒu méiyǒu shénme yào zhùyì de?

医生　手术以后　　　　洗桑拿浴。
Shǒushù yǐhòu búyào　　　　　.

顾客　可以运动吗？
Kěyǐ yùndòng ma?

医生　散步可以，但不要做　　　　　运动。
Sànbù kěyǐ, dàn búyào zuò jīliè de yùndòng.

顾客　拆线以后还需要治疗吗？
Chāixiàn yǐhòu hái xūyào zhìliáo ma?

医生　不需要，拆线以后您可以回国　　　　　　　。
Bù xūyào, chāixiàn yǐhòu nín kěyǐ huíguó zhèngcháng gōngzuò.

顾客　是吗？那太好了。谢谢！
Shì ma?　　　　　　. Xièxie!

빈칸에 한자와 병음, 뜻을 적어 단어를 복습한 후 여러 번 읽어보세요.

	한자	병음	뜻
1	鼻部		
2	隆鼻		
3		cèguòlai	
4		dī	
5			콧날. 콧등
6	鼻尖		
7	宽		
8		diàngāo	
9	处理		
10		shǐyòng	
11			보형물
12	自体软骨		
13			부작용
14	出现		
15		guòmǐn	
16		páichì xiànxiàng	
17	脸型		
18	对称		
19			설계하다. 디자인하다

>> 빈칸에 알맞은 한자와 병음을 적은 후 해석하여 회화를 복습한 후 여러 번 읽어보세요.

顾客　我想做隆鼻整形。

Wǒ xiǎng zuò　　　　　　　.

医生　请　　　　　　　　看看，嗯……鼻梁是比较低。

Qǐng bǎ liǎn cèguòlai kànkan, èng…… bíliáng shì　　　　　.

顾客　我觉得鼻尖也　　　　宽。医生您看呢？

Wǒ juéde　　　　　　　yě yǒudiǎnr kuān. Yīshēng nín kàn ne?

医生　是。　　　垫高鼻梁，　　　　再处理鼻尖。

Shì. Xiān diàngāo　　　　　, ránhòu zài chǔlǐ bíjiān.

顾客　鼻梁　　　　　　来处理呢？

Bíliáng yòng shénme bànfǎ lái chǔlǐ ne?

医生　鼻梁使用膨体来垫高。

Bíliáng shǐyòng　　　　　.

顾客　那么鼻尖呢？

Nàme bíjiān ne?

医生　鼻尖用自体软骨来垫。
Bíjiān yòng　　　　　　lái diàn.

顾客　有没有什么　　　　　？
Yǒu méiyǒu shénme fùzuòyòng?

医生　软骨是　　　　，不会出现过敏和排斥现象，
Ruǎngǔ shì zìjǐ de,　　　　guòmǐn hé páichì xiànxiàng,

所以没有什么副作用。
suǒyǐ méiyǒu shénme fùzuòyòng.

顾客　隆鼻后会不会出现脸型　　　　　现象？
Lóngbí hòu　　　　chūxiàn liǎnxíng bú duìchèn de　　　　？

医生　不会。我们的手术是　　　每位顾客的脸型　　设计的。
Bú huì. Wǒmen de shǒushù shì gēnjù měi wèi gùkè de liǎnxíng lái shèjì de.

>> 빈칸에 한자와 병음, 뜻을 적어 단어를 복습한 후 여러 번 읽어보세요.

	한자	병음	뜻
1		qūzhòu	
2			부위
3	斑点		
4	外眼角		
5		yúwěiwén	
6	祛除		
7			레이저(laser)
8	刺痛感		
9		yìzhǒng	
10		lìng	
11	打肉毒素		
12		yòngyú	
13	除皱		
14			주사제. 주사약
15	不适感		
16			평소. 평상시
17			비용
18	室长		
19		xiángxì	
20		shuōmíng	

医生　您　　　　　　　　不满意?

Nín duì nǎ ge bùwèi bù mǎnyì?

顾客　脸上的斑点，还有外眼角的鱼尾纹，　　　　　　祛除吗?

Liǎn shang de bāndiǎn,　　　wàiyǎnjiǎo de yúwěiwén, yǒu shénme bànfǎ qūchú ma?

医生　斑点可以用激光祛除。

Bāndiǎn kěyǐ　　　　qūchú.

顾客　疼吗?

Téng ma?

医生　　　　　　刺痛感。

Yǒudiǎnr cìtònggǎn.

顾客　那么，眼角上的鱼尾纹呢?

, yǎnjiǎo shang de yúwěiwén ne?

医生　　　　　　　　，一种是做手术，　　　　是打肉毒素。

Yǒu liǎng zhǒng bànfǎ,　　　shì zuò shǒushù, lìng yìzhǒng shì　　　.

顾客　肉毒素是什么？

Ròudúsù shì shénme?

医生　肉毒素是一种　　　　　除皱的注射剂。

Ròudúsù shì yìzhǒng yòngyú chúzhòu de　　　　.

顾客　我　　　　　打肉毒素吧。有没有什么不适感？

Wǒ háishi dǎ ròudúsù ba. Yǒu méiyǒu　　　　　　　?

医生　没有。　　　　　　　　可以正常工作。

Méiyǒu. Gēn píngcháng yíyàng kěyǐ zhèngcháng gōngzuò.

顾客　费用是多少？

Fèiyòng shì　　　　　　?

医生　我们的室长　　　　详细说明的。

Wǒmen de shìzhǎng huì gěi nín xiángxì shuōmíng de.

顾客　那我就跟她详细谈吧。

Nà wǒ jiù gēn tā　　　　　ba.

빈칸에 한자와 병음, 뜻을 적어 단어를 복습한 후 여러 번 읽어보세요.

	한자	병음	뜻
1		měibái	
2		hēibān	
3	最近		
4	出现		
5			고치기 쉽다
6	采用		
7	听说		
8		jiāzhòng	
9	仪器		
10			염려하다. 걱정하다
11			여드름이 나다
12	相结合		
13	不错		
14		liáochéng	
15	严重		
16			~해야 한다. ~하는 것이 마땅하다
17	注意		
18		bìmiǎn	
19	最好		
20			(예정된 시간 · 위치를) 앞당기다

顾客 您看我脸上的黑斑，　　　　　　？

Nín kàn wǒ liǎn shang de hēibān, kěyǐ qùchú ma?

医生 最近刚出现的黑斑　　　　，时间　长　不好治。

hēibān hǎozhì xiē, shíjiān yuè cháng yuè bù hǎozhì.

顾客 采用激光治疗法吗？

Cǎiyòng jīguāng zhìliáofǎ ma?

医生 是的。

Shìde.

顾客 　　　有些人治疗后出现黑斑颜色　　　等副作用。

Tīngshuō yǒuxiē rén zhìliáo hòu chūxiàn hēibān yánsè jiāzhòng děng fùzuòyòng.

医生 我们使用　　　激光治疗仪器，您就　　　了。

Wǒmen shǐyòng zuìxīn de　　yíqì, nín jiù búyòng dānxīn le.

顾客 我最近脸上　　　几个青春痘儿。

Wǒ zuìjìn liǎn shang hái zhǎng le jǐ ge qīngchūndòur.

医生 我们有药物和激光　　　治疗方法，效果不错。

Wǒmen yǒu yàowù hé jīguāng xiāng jiéhé de zhìliáo fāngfǎ, xiàoguǒ

顾客 | 几次一个疗程？

Jǐ cì yí ge ?

医生 | 一般五次一个疗程，　　　　　，严重的要做两个疗程。

Yìbān wǔ cì yí ge liáochéng, měizhōu yí cì, yánzhòng de yào zuò liǎng ge liáochéng.

顾客 | 治疗后应该注意些什么？

Zhìliáo hòu yīnggāi zhùyì xiē shénme?

医生 | 治疗后应该避免洗桑拿浴，　　　　　不要喝酒。

Zhìliáo hòu yīnggāi bìmiǎn , zuìhǎo búyào hē jiǔ.

顾客 | 今天做完以后下次什么时间再来？

Jīntiān zuòwán yǐhòu xiàcì shénme shíjiān zài lái?

医生 | 一周以后再来吧，　　　不能来，请提前告诉我们。

Yì zhōu yǐhòu zài lái ba, rú bù néng lái, qǐng gàosu wǒmen.

▶▶ 빈칸에 한자와 병음, 뜻을 적어 단어를 복습한 후 여러 번 읽어보세요.

	한자	병음	뜻
1		shuǐliáo	
2	护理员		
3			분. 명 [사람을 세는 단위로 공경의 뜻을 내포함]
4			어서 오세요
5		nǎxiē	
6		liǎnbù	
7			몸. 신체
8	包括		
9		yùchí	
10	泡		
11		shūhuǎn	
12			지압
13			안마하다. 마사지하다
14		shìyìng	
15	舒服		
16	腹部		
17		shǒubì	
18	护理		

护理员 两位，＿＿＿＿＿＿。
Liǎng wèi, huānyíng guānglín.

顾客 你们有＿＿＿＿水疗项目？
Nǐmen yǒu nǎxiē shuǐliáo xiàngmù?

护理员 我们这里有脸部水疗：80分钟。身体水疗：120分钟。
Wǒmen zhèlǐ yǒu liǎnbù shuǐliáo: ＿＿＿. Shēntǐ shuǐliáo: ＿＿＿ fēnzhōng.

顾客 身体水疗包括哪些项目？
Shēntǐ shuǐliáo bāokuò nǎxiē xiàngmù?

护理员 先在浴池里泡20分钟，舒缓身体，然后进行指压按摩。
Xiān zài yùchí li pào èrshí fēnzhōng, ＿＿＿＿＿＿, ránhòu jìnxíng zhǐyā ànmó.

顾客 按摩时会痛吗？
Ànmó shí huì tòng ma?

护理员 开始的时候会有点儿痛，但适应＿＿＿＿会觉得很舒服。
Kāishǐ de shíhou huì ＿＿＿＿, dàn shìyìng zhīhòu huì juéde hěn shūfu.

顾客	那脸部水疗　　　　做呢？
	Nà liǎnbù shuǐliáo zěnme zuò ne?

护理员	疗程　　　　　脸部、腹部和手臂的护理。
	Liáochéng bāokuò liǎnbù、fùbù hé shǒubì de hùlǐ.

顾客	我们还是做脸部水疗吧！
	Wǒmen　　　　zuò liǎnbù shuǐliáo ba!

护理员	好的。请您　　　　　　。
	Hǎo de. Qǐng nín tián yíxià biǎo.

顾客	有　　　　　　　做的房间吗？
	Yǒu liǎng ge rén yìqǐ zuò de fángjiān ma?

护理员	有的。请跟我来。
	Yǒu de.

▶▶ 빈칸에 한자와 병음, 뜻을 적어 단어를 복습한 후 여러 번 읽어보세요.

	한자	병음	뜻
1		yáchǐ	
2			교정하다, 바로잡다
3			스케일링(하다)
4	涂抹		
5	弗素		
6			검사하다
7			충치
8		dàoshì	
9		biànsè	
10			배열하다
11	齐		
12	建议		
13		yǐnxíng	
14	透明		
15		jiǎozhèngqì	
16			(사용 따위가) 간편하다, 편리하다
17	美观		
18		zhāi	
19	戴		
20			재검사하다

顾客 我想做牙齿美白。
Wǒ xiǎng zuò yáchǐ měibái.

医生 您　　　 洗牙、涂抹弗素，　　　 进行检查吧！
Nín xiān xǐyá、túmǒ fúsù, zài jìnxíng jiǎnchá ba!

顾客 好的。
Hǎo de.

医生 蛀牙　　　　　 没有，　　　　 牙齿有点儿变色和排列不齐。
Zhùyá dàoshì méiyǒu, dàn yáchǐ yǒudiǎnr biànsè hé   .

顾客 是吗?
Shì ma?

医生 建议您做牙齿美白　　　　 做隐形矫正。
nín zuò yáchǐ měibái de tóngshí zuò yǐnxíng jiǎozhèng.

顾客 隐形矫正? 有什么　　　 呢?
Yǐnxíng jiǎozhèng? Yǒu shénme hǎochù ne?

医生 它使用一种透明的矫正器来矫正，　　　 轻便　　　 美观。
Tā shǐyòng yìzhǒng tòumíng de jiǎozhèngqì lái jiǎozhèng, jì qīngbiàn yòu měiguān.

顾客　吃东西没问题吗？

Chī dōngxi méi wèntí ma?

医生　吃饭时要摘下来，其他时间都　　　　　。

Chī fàn shí yào　　　　, qítā shíjiān dōu dàizhe.

顾客　矫正需要多长时间？

Jiǎozhèng xūyào duōcháng shíjiān?

医生　六个月就可以。您可以把6个月的矫正器都　　　　。

Liù ge yuè jiù kěyǐ. Nín kěyǐ bǎ liù ge yuè de jiǎozhèngqì dōu dài huíguó.

6个月后，您最好再来复查一下。

Liù ge yuè hòu, nín zuìhǎo zài lái　　　yíxià.

顾客　好的。

Hǎo de.

▶▶ 빈칸에 한자와 병음, 뜻을 적어 단어를 복습한 후 여러 번 읽어보세요.

	한자	병음	뜻
1			임플란트 치료
2		huànzhě	
3		shuāiduàn	
4	门牙		
5	该		
6			(시간 · 거리 등을) 단축하다
7			과정
8		pāi	
9	并		
10	数字取模		
11	手术导板		
12		shíxíng	
13		mónǐ	
14	设定		
15			신속하다. 빠르다
16			잇몸
17		qiēkǒu	
18	微创手术		
19			감소하다, 줄이다
20	浮肿		

患者　医生！我摔断了门牙，＿＿＿＿＿＿＿＿？
Yīshēng! Wǒ ＿＿＿＿＿ ményá, gāi zěnmebàn ne?

医生　这种情况一般要植牙。
Zhè zhǒng qíngkuàng yìbān ＿＿＿＿＿.

患者　植牙需要多长时间？
Zhíyá xūyào ＿＿＿＿＿?

医生　最近植牙手术时间缩短了＿＿＿＿。
Zuìjìn zhíyá shǒushù shíjiān suōduǎn le hěn duō.

患者　是吗？请您介绍一下＿＿＿＿。
Shì ma? Qǐng nín jièshào yíxià shǒushù guòchéng.

医生　先拍CT并进行数字取模，然后做出手术导板。
＿＿＿ pāi CT bìng jìnxíng shùzì qǔmó, ＿＿＿ zuòchū shǒushù dǎobǎn.

患者　这有什么好处呢？
Zhè yǒu shénme hǎochù ne?

医生　这样可以在＿＿＿＿实行模拟手术。
Zhèyàng kěyǐ zài diànnǎo shang shíxíng móní shǒushù.

患者　这可以缩短时间吗？

Zhè kěyǐ suōduǎn shíjiān ma?

医生　是的。　　　是在已设定好的位置上植牙，　　　既安全又快速。

Shìde. Yīnwèi shì zài yǐ shèdìng hǎo de wèizhì shang zhíyá, suǒyǐ jì ānquán yòu kuàisù.

患者　牙床切口大吗？会痛吗？

Yáchuáng qiēkǒu dà ma?　　　　　　?

医生　不大。因为是微创手术，　　　　切口小，

Bú dà. Yīnwèi shì wēichuàng shǒushù, bùjǐn qiēkǒu xiǎo

　　　能减少疼痛和浮肿。

érqiě néng jiǎnshǎo téngtòng hé fúzhǒng.

患者　那么恢复需要几个月？

Nàme huīfù xūyào jǐ ge yuè?

医生　恢复期　　　　　缩短了很多。

Huīfùqī bǐ yǐqián suōduǎn le hěn duō.

以前需要4-6个月，现在只需要2-3个月。

　　　sì dào liù ge yuè,　　　　　liǎng dào sān ge yuè.

>> 빈칸에 한자와 병음, 뜻을 적어 단어를 복습한 후 여러 번 읽어보세요.

	한자	병음	뜻
1			한방
2			살을 빼다. 감량하다
3	埋线提升术		
4	针灸		
5			지방
6			분해하다
7	服用		
8	减肥汤药		
9			병행하다
10		yǒuxiào	
11	促进		
12			신진대사
13	瘦		
14		sōngchí	
15		quēshǎo	
16			탄(력)성
17	收紧		
18	肌肤		
19		pífū xiàcéng	
20	切开		

顾客 我想了解一下韩方减肥和埋线提升术。
Wǒ xiǎng   Hánfāng jiǎnféi hé máixiàn tíshēngshù.

韩医 韩方减肥是利用针灸分解脂肪和服用减肥汤药并行的。
Hánfāng jiǎnféi shì   zhēnjiǔ fēnjiě zhīfáng hé   jiǎnféitāngyào bìngxíng de.

顾客 减肥汤药有效吗？
Jiǎnféitāngyào   ma?

韩医 减肥汤药能促进新陈代谢、分解体内脂肪，   减肥。
Jiǎnféitāngyào néng cùjìn xīnchéndàixiè、fēnjiě tǐnèi zhīfáng, yǒuzhùyú jiǎnféi.

顾客 要服用   ？
Yào fúyòng duōcháng shíjiān?

韩医 三个月一个疗程。
          yí ge liáochéng.

顾客 哦！听说做埋线能   ，对吗？
Ò! Tīngshuō zuò máixiàn néng shǐ liǎn biàn shòu, duì ma?

韩医 埋线一般是皮肤松弛，缺少弹性的人做的。
Máixiàn yìbān shì pífū sōngchí,   de rén zuò de.

顾客　　　　　　这点　　　　，还有什么好处呢？
Chúle zhè diǎn yǐwài, háiyǒu shénme hǎochù ne?

韩医　它可以除皱收紧，让肌肤更显年轻。
Tā kěyǐ chúzhòu shōujǐn, ràng jīfū gèng   .

顾客　埋线后能　　　　　　日常生活吗？
Máixiàn hòu néng kuàisù huīfù rìcháng shēnghuó ma?

韩医　是的。埋线手术时间短，可快速恢复日常生活。
Shìde. Máixiàn shǒushù shíjiān duǎn, kě kuàisù huīfù rìcháng shēnghuó.

顾客　怎么做呢？
Zěnme zuò ne?

韩医　不用切开，把线穿过皮肤下层来提升肌肤。
            , bǎ xiàn chuānguo pífū xiàcéng lái tíshēng jīfū.

顾客　是吗？那我也想做。
Shì ma? Nà wǒ yě xiǎng zuò.

　　　　　　，我觉得韩方治疗没什么副作用，　　　　　　　　。
Zǒngzhī, wǒ juéde Hánfāng zhìliáo méi shénme fùzuòyòng, bǐjiào fàngxīn.

▶▶ 빈칸에 한자와 병음, 뜻을 적어 단어를 복습한 후 여러 번 읽어보세요.

	한자	병음	뜻
1	护士		
2	大概		
3		gēngyīshì	
4			속옷. 속바지
5	尿检		
6	体成分检查		
7		tuō	
8		yònglì	
9	握紧		
10		shǒubǐng	
11			~에 의거하여. ~에 따라서
12			순서. 차례. 순번
13	呼吸系统检查		
14	循环系统检查		
15	眼科检查		
16	血液检查		
17	腹部超声波检查		
18	妇科检查		
19	内窥镜检查		
20		shēnqǐng	

护士 这是您的体检表，请您　　　　。
Zhè shì nín de 　　　　, qǐng nín tián yíxià.

顾客 填好了，请问体检需要多长时间？
Tiánhǎo le, qǐngwèn tǐjiǎn xūyào duōcháng shíjiān?

护士 大概　　　　　　吧。
Dàgài sān ge xiǎoshí zuǒyòu ba.

请您　　　更衣室换一下衣服，只穿内裤和体检服出来。
Qǐng nín xiān dào gēngyīshì 　　　　, zhǐ chuān nèikù hé tǐjiǎnfú chūlai.

护士 检查项目中有尿检，请您拿着这个小杯到卫生间接半杯尿。
Jiǎnchá xiàngmù zhōng yǒu niàojiǎn, qǐng nín 　　 zhè ge xiǎobēi dào wèishēngjiān jiē bàn bēi niào.

卫生间　　　　　。
Wèishēngjiān jiù zài qiánmian.

顾客 护士，这个放在哪儿？
Hùshi, zhè ge fàngzài nǎr?

护士 放在这儿就可以了，我们　　　　做一下体成分检查。
Fàngzài zhèr jiù kěyǐ le, wǒmen dào nà biān zuò yíxià tǐchéngfèn jiǎnchá.

顾客 这个怎么做？

Zhè ge zěnme zuò?

护士 请您把鞋脱了，　　　　　　　　，　　　　　　　　握紧手柄……

Qǐng nín 　　　　　, zhànshàngqu, bìng yònglì wòjǐn shǒubǐng ……

好。可以了，请您下来吧。

Hǎo. Kěyǐ le, qǐng nín xiàlái ba.

顾客 下一个项目是什么？

Xià yí ge xiàngmù shì shénme?

护士 下面我们就　　　　体检表的顺序检查就可以了。

Xiàmian wǒmen jiù àn tǐjiǎnbiǎo de shùnxù jiǎnchá jiù kěyǐ le.

顾客 内窥镜检查什么时候做？

Nèikuījìng jiǎnchá shénme shíhou zuò?

护士 您申请的睡眠内窥镜检查是　　　　　　　　。

Nín shēnqǐng de shuìmián nèikuījìng jiǎnchá shì zuìhòu yí ge xiàngmù.

护士 所有的项目都检查完了，详细情况两天后医生会给您说明。

Suǒyǒu de xiàngmù dōu jiǎnchá wán le, 　　　　　　liǎng tiān hòu yīshēng huì gěi nín shuōmíng.

▶▶ 빈칸에 한자와 병음, 뜻을 적어 단어를 복습한 후 여러 번 읽어보세요.

	한자	병음	뜻
1	PET-CT影像检查		
2	小便		
3		páikōng	
4			어떤. 어떠한
5		shìpǐn	
6		yàowù guòmǐn	
7			주사하다
8	放射线		
9		róngyè	
10			머무르다. 체재하다. 남다
11	体内		
12	排尿		
13		jiànjiàn	
14			~할 것이다 [추측을 나타냄]
15		xiūxishì	
16	分布		
17	全身		
18		yuē	

护士 做PET-CT影像检查　　　　要把小便排空，不能戴任何饰品。

Zuò PET-CT yǐngxiàng jiǎnchá zhīqián yào bǎ xiǎobiàn páikōng, bù néng dài ________.

顾客 知道了。

Zhīdào le.

护士 请问有没有 　　　　　　　？

Qǐngwèn yǒu méiyǒu yàowù guòmǐn?

顾客 没有。

Méiyǒu.

护士 平时有没有不舒服的地方？

Píngshí yǒu méiyǒu ________?

顾客 没有。

Méiyǒu.

护士 现在给您注射放射线溶液。

Xiànzài gěi nín zhùshè fàngshèxiàn róngyè.

顾客   我 　　　　，这种溶液在检查完之后短时间内
Wǒ tīngshuō, zhè zhǒng róngyè zài jiǎnchá wán zhīhòu duǎn shíjiān nèi

　　　　会留在体内。
hái huì liúzài tǐnèi.

护士   是这样，回去后多喝水多排尿 　　　 就会没的。
, huíqù hòu duō hē shuǐ duō páiniào jiànjiàn jiù huì méi de.

注射完了。请您到休息室休息。
Zhùshè wán le. Qǐng nín dào xiūxishì xiūxi.

顾客   不是马上检查吗？
Búshì mǎshàng jiǎnchá ma?

护士   溶液 　　　　　　得需要40-50分钟。
Róngyè fēnbù dào quánshēn děi xūyào sìshí dào wǔshí fēnzhōng.

顾客   是吗？检查需要多长时间？
Shì ma? Jiǎnchá xūyào 　　　　　　?

护士   约45-90分钟。您 　　 听音乐， 　　 休息吧。
Yuē sìshíwǔ dào jiǔshí fēnzhōng. Nín yìbiān tīng yīnyuè, yìbiān xiūxi ba.

▶▶ 빈칸에 한자와 병음, 뜻을 적어 단어를 복습한 후 여러 번 읽어보세요.

	한자	병음	뜻
1		gōngxǐ	
2			마음놓다. 안심하다
3	只能		
4		guàng	
5			추천하다. 소개하다
6	好玩儿		
7	游船		
8			난타 공연
9		kǎoròu	
10		shēnjītāng	
11	韩式套餐		
12	办		
13		dàtīng	
14			덕분이다. 덕택이다
15	帮助		
16		yíqiè	
17			순조롭다. 일이 잘 되어가다
18	希望		
19			기원하다. 축복하다
20	一路顺风		

导诊员　＿＿＿＿，您的整形手术都很成功，体检也没什么问题。
Gōngxǐ nín, nín de zhěngxíng shǒushù dōu hěn chénggōng, tǐjiǎn yě méi shénme wèntí.

顾客　谢谢您，＿＿＿＿我就安心了。
Xièxie nín, zhèxià wǒ ＿＿＿＿.

导诊员　您明天就要回国了，是吗？
Nín míngtiān jiùyào huíguó le, shì ma?

顾客　是啊，所以今天＿＿＿＿在首尔逛逛了，
Shì a, suǒyǐ jīntiān zhǐnéng zài Shǒu'ěr guàngguang le,

能推荐给我几个＿＿＿＿吗？
néng tuījiàn gěi wǒ jǐ ge hǎowánr de dìfang ma?

导诊员　您可以去景福宫、仁寺洞和明洞，
Nín kěyǐ qù Jǐngfúgōng、Rénsìdòng hé Míngdòng,

晚上您可以到汉江乘游船＿＿＿＿去看乱打表演。
wǎnshang nín kěyǐ dào Hànjiāng chéng yóuchuán huòzhe qù kàn Luàndǎ biǎoyǎn.

顾客　是吗？韩国有什么好吃的吗？
Shì ma? Hánguó yǒu shénme hǎochī de ma?

236

导诊员 韩国的烤肉、参鸡汤、韩式套餐都很好吃。

Hánguó de kǎoròu、shēnjītāng、hánshì tàocān dōu　　　　　　　　.

顾客 好的。对了，明天去机场，你们几点来接我？

Hǎo de. Duìle, míngtiān qù jīchǎng, nǐmen jǐ diǎn lái jiē wǒ?

导诊员 您是11点的飞机，我们7点去接您，并帮您　　　　　　。

Nín shì shíyī diǎn de fēijī, wǒmen qī diǎn qù jiē nín, bìng bāng nín bàn tuìfáng shǒuxù.

顾客 好，那我在大厅等你们。

Hǎo, nà wǒ zài dàtīng děng nǐmen.

-在机场-

顾客 这次　　　　　你的帮助，一切都很顺利，谢谢你！

Zhè cì duōkuī nǐ de bāngzhù,　　　　　　　　, xièxie nǐ!

导诊员 不客气，希望下次来韩国您　　　　联系我们，

Bú kèqi, xīwàng xià cì lái Hánguó nín zài liánxì wǒmen,

祝您　　　　　　　！

zhù nín yílù shùnfēng!

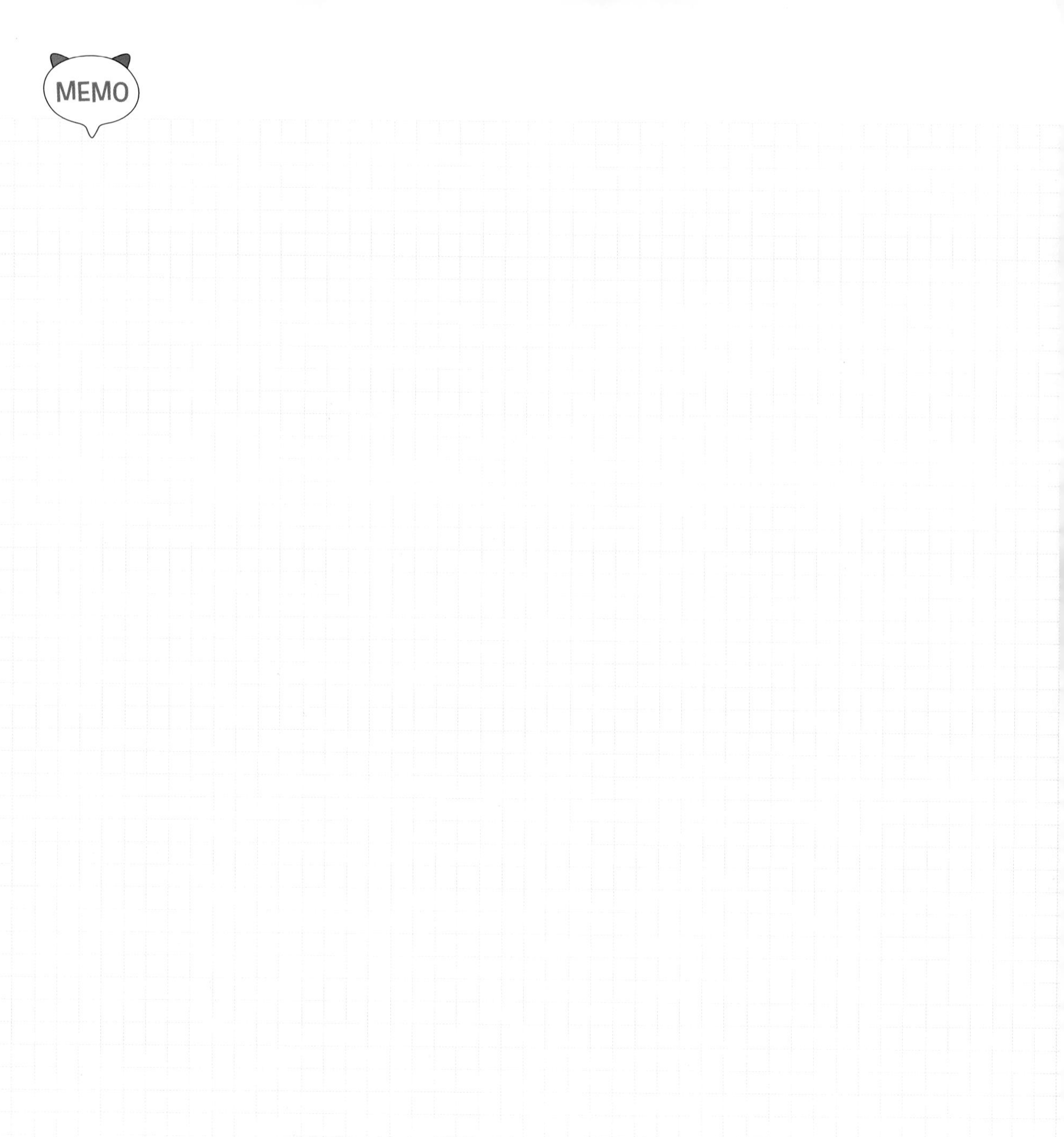
MEMO

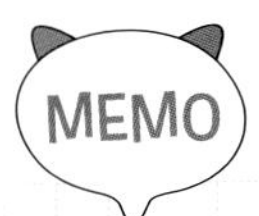
MEMO

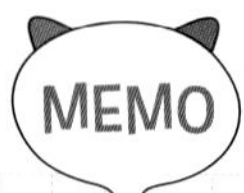
MEMO